Arômes dans notre assiette

la grande manipulation

HANS-ULRICH GRIMM

Arômes dans notre assiette

la grande manipulation

TRADUIT DE L'ALLEMAND
PAR BENOÎT KREMER

terre vivante
L'ÉCOLOGIE PRATIQUE

Titre original : *Die Suppe lügt. Die schöne neue Welt des Essens*
Klett-Cotta

Coordination éditoriale : Pierre Bertrand
Fabrication : Marie Conjat-Krafft
PAO : Op. Cit.
Illustration de couverture : Céline Berni

ISBN : 2-914717-07-5

SOMMAIRE

L'industrie du goût, une puissance mondiale très discrète

Bien entendu, on ne peut pas totalement camoufler l'existence d'un groupe industriel. Mais on peut essayer. Par exemple à New York, au cœur de Manhattan. Les alentours de Central Park offrent un cadre idéal : il est facile de se fondre dans ce quartier très animé, en plein jour comme en soirée. Les mélomanes affluent vers Carnegie Hall pour les concerts de la philharmonie japonaise ou du chœur gay de New York ; les jeunes se rendent au Hard Rock Café ou à Niketown, le paradis des chaussures de sport ; et les plus âgés vont au coin de la Cinquième Avenue choisir des parures en or et des bijoux de prix chez Tiffany's.

Le quartier général du groupe se trouve un peu plus à l'écart, vers le sud, en direction de l'Hudson. Dans la rue légèrement en pente, les passants se font de plus en plus rares. Ici, à proximité du port, les constructions sont d'une beauté inégale : d'élégants immeubles résidentiels côtoient des bâtiments délabrés aux vitres brisées, aux échelles de secours rouillées, aux briques rouges couvertes de graffitis. Le monde des affaires est à l'image des lieux : un restaurant chinois baptisé « Ocean Dragon » voisine avec un bar typiquement américain, le « Jake's Saloon ». Puis viennent un revendeur de pneus, des succursales de Nissan et de Toyota, une filiale de BMW, et à côté, le siège du groupe.

Une façade de granit rose et de verre fumé, une petite entrée à droite, trois lettres de laiton brillant : IFF. Trois lettres, pas une de plus. Pas de quoi attirer l'attention. Rien de pompeux, pas de portail imposant, pas de voies d'accès pour les limousines à l'avant, seulement des rampes de chargement pour les camions à l'arrière.

521 West 57th Street, New York, NY 10019. En matière de goût, cette adresse est incontournable. On y compose les arômes du monde entier, on y

planifie les plaisirs du palais, on y sélectionne les illusions sensorielles de demain. IFF, c'est International Flavors & Fragrances, le plus grand producteur mondial d'agents aromatiques et gustatifs.

Les arômes, agents manipulateurs au service de l'industrie

Dans l'impossibilité de devenir totalement invisible, le groupe soigne au moins sa discrétion. Il ne diffuse pas de renseignements au public, ne possède aucun département de relations publiques, ne recourt à aucune agence de publicité. Le numéro un du goût n'apparaît pas dans les rencontres professionnelles, ni dans les foires de Paris, de São Paulo, de Singapour ou de Tokyo. Le siège central ne répond à aucune demande, même répétée : le silence est la politique officielle de l'entreprise et de ses filiales européennes. Ces dernières sont tout aussi secrètes que la maison mère au bord de l'Hudson : « pour des raisons de politique interne », la direction de la succursale allemande, interrogée, ne peut malheureusement pas « fournir de détails » sur ses « activités commerciales ».

À l'ère d'Internet, même les entreprises soucieuses de confidentialité soignent au moins leur image virtuelle. Ainsi, sur sa page d'accueil (www.iff.com), le groupe affiche son chiffre d'affaires : 1,8 milliard de dollars par an, réalisé par 66 usines dans 34 pays du monde. Mais sur quoi porte exactement la production ? Motus.

Voilà qui est bien singulier : ce groupe influe sur ce que mangent des millions de personnes. Il règne sur le goût des soupes instantanées et de la viande en conserve, des snacks à réchauffer au micro-ondes et des pizzas surgelées. Il fait preuve d'une créativité époustouflante et ne cesse d'inventer de nouveaux arômes et de nouvelles sensations gustatives. Il ne manquerait donc pas d'informations intéressantes à communiquer. Mais celles-ci sont réservées aux entreprises clientes d'IFF, pas au grand public.

Ainsi, son département des odeurs produit des parfums que l'on retrouvera chez Hugo Boss, Donna Karan, Calvin Klein ou Ralph Lauren. Mais IFF met aussi au point des odeurs destinées à attirer le client dans les magasins et à le pousser à acheter. De même, les entreprises peuvent diffuser dans leurs bureaux et leurs ateliers des parfums destinés à stimuler le zèle de leurs employés. IFF a même rédigé un aide-mémoire précisant l'action des diverses odeurs sur le psychisme : ce document sert à concevoir des installations de climatisation diffusant des substances imperceptibles aux effets légèrement manipulateurs.

La mélisse, par exemple, est censée réduire l'agressivité si fréquente dans de nombreuses entreprises ; la rose combat utilement les rivalités qui nuisent à la productivité de services entiers. La dépression et la mélancolie se dissipent grâce à des effluves de basilic, tandis que la marjolaine chasse les soucis. La méfiance nourrie de nos jours par les consommateurs s'évanouit avec une vaporisation de lavande dans le magasin, et la camomille aurait un effet hypnotique. Contre l'apathie, ce mal qui freine la frénésie d'achat comme le zèle au travail, IFF conseille le genévrier.

IFF a également apporté sa contribution à l'alimentation moderne. Le brevet américain n° 4.985.261 protège un procédé grâce auquel un « produit alimentaire à base de muscle » brunit au micro-ondes en moins de 600 secondes et présente un goût de viande dû à une poudre aromatique spéciale. IFF a déposé un autre brevet concernant les modifications d'arôme : une combinaison originale de produits chimiques permet de donner une belle note de fraise aux aliments, aux savons et aux lessives, et confère aux cigarettes une touche de fruit et de bois. Le brevet n° 4.988.532, enfin, protège un procédé qui renforce l'effet des édulcorants artificiels, élimine leur « arrière-goût désagréable » et dissipe l'amertume indésirable des soupes industrielles.

Ce genre d'astuces réjouit les fabricants de jus ou de potages artificiellement sucrés ou trop amers. Pour les consommateurs, l'avantage n'est pas aussi évident : car le sens du goût nous sert à contrôler les aliments (voir pages 95-100), et l'amertume agit comme un signal d'alerte. Un aliment amer est perçu comme non consommable : si on lui dissimule ce goût, l'organisme risque d'absorber des produits qui lui sont préjudiciables.

Serait-ce la raison pour laquelle les producteurs d'arômes tels qu'IFF ne sont guère avides de publicité ?

Ce groupe discret mais tout-puissant continue de travailler dans l'ombre au beau milieu d'un univers assourdissant de publicités télévisées, de réclames lumineuses et de spots radio. « Comme c'est agréable que personne ne soit au courant… »

Si le numéro un de la branche fait preuve d'une telle modestie, ce ne sont pas les autres industriels du goût qui vont se mettre en avant : l'entreprise suisse Flachsmann, les sociétés Tastemaker et Givaudan, qui appartiennent toutes deux au groupe chimique et pharmaceutique suisse La Roche, Aralco et Robertet en France, Dragoco ou Haarmann & Reimer en Allemagne – qui ont fusionné en 2002 pour créer une nouvelle entité nommée Symrise. « Dans notre branche, nous sommes très discrets », explique un des dirigeants de cette entreprise. Les producteurs d'arômes ne parlent pas volontiers de leurs clients, ni des produits qui bénéficient de leur savoir-faire : « Je préfère ne pas faire de déclaration quant à savoir où nous sommes représentés », déclare un directeur de Tastemaker. Pourtant, les arômes de sa maison sont très répandus : celle-ci réalise 250 millions de dollars de chiffre d'affaires par an !

Nul ou presque ne connaît ces entreprises, mais leurs produits sont dans toutes les bouches, du matin au soir : boire du « Nesquik » au petit-déjeuner, c'est avaler du goût créé en laboratoire, tout comme grignoter des « croissants de lune » de Bahlsen. Le « gâteau aux noisettes avec sucre glace » d'Ancel doit sa saveur à l'art des chimistes. De même, le « Couscous 9 légumes » de Maggi, les spaghettis torsadés de Buitoni : tout est aromatisé, même les cornichons aigres-doux d'Amora « aromatisés à l'aneth » ou les petits pois à l'étuvée extra-fins de Bonduelle – rien n'a de saveur sans les ingrédients sortis des éprouvettes.

On ne s'en tire pas mieux si l'on aime grignoter un petit quelque chose le soir venu : Chio Chips « paprika » ou « Gourmet Crackers » de Gold-Fischli : la journée passe, les arômes restent. Même les grands maîtres de la haute cuisine française n'échappent pas aux saveurs artificielles. En tout cas, leurs plats préparés vendus en supermarché ne sont pas des exemples de gastronomie fine, mais des illustrations regrettables de l'art de cuisiner avec le secours des ingénieurs. Paul Bocuse sert (« à la carte ») son « pavé de saumon sauce au beurre blanc et ses épinards à la crème » dans un emballage en carton. On sera surpris d'apprendre que le maître cuisine entre autres avec du E 1422 (adipate de diamidonacétyle), ce qui ressemble plus à du travail de laboratoire qu'à de la grande cuisine. Et qu'il utilise des arômes.

Le grand Joël Robuchon, lui non plus, ne s'en tire pas sans une prise d'arômes supplémentaire, au moins pour son « parmentier aux deux saumons de l'Atlantique, sur lit d'oseille », disponible en supermarché.

Difficile d'y échapper : le meilleur des mondes aromatiques a envahi la planète ; le biscuitier américain Pillsbury ajoute de l'arôme artificiel à ses « croissants français originaux », le fabricant de thé britannique Lipton en rehausse son « Ice-Tea ». L'espagnol Gallina Blanca aromatise sa soupe de poissons, de même la société japonaise Nissin pour son « bol de nouilles » aux crevettes. Le chocolat au lait entier du fabricant haut de gamme Lindt, dont l'emballage assure qu'il est fabriqué « d'après une recette suisse originale », contient des agents gustatifs. C'est également le cas des snacks aux nouilles au goût de « bœuf » ou de « poule », très appréciés par les enfants du Pacifique, et qui sont fabriqués par les succursales de Nestlé à Fidji, à Tahiti, en Papouasie-Nouvelle-Guinée ou en Nouvelle-Calédonie. Même les aliments biologiques transformés peuvent être aromatisés, comme les « dés pour bouillon type bœuf » du fabricant Erntesegen, ou encore le « yaourt nature doux » au goût fraise de la laiterie Bioland à Andechs, en Bavière. Le règlement biologique européen autorise le recours à des agents gustatifs d'origine naturelle (voir annexe p. 179).

Les arômes artificiels sont la clef de voûte de la production alimentaire moderne. Sans ces mystérieuses petites poudres et ces jus énigmatiques, les produits industriels ne seraient pas consommables et donc invendables. L'arôme est nécessaire pour valoriser des matières premières insipides, pour camoufler (« masquer » est le terme utilisé dans le jargon des artistes chimistes) le désagréable arrière-goût de la technologie alimentaire. Car le premier résultat de la haute technologie est de priver les aliments de leur goût : l'agro-industrie a optimisé les tomates, les pommes de terre et les choux-fleurs pour qu'ils soient conformes aux exigences industrielles et donnent un fort rendement. Dans un tel contexte, la saveur n'est pas prioritaire : l'agro-industrie n'a pas pour but de consommer ses propres produits, mais de les vendre.

Les dernières traces de goût du chou-fleur, du céleri, du poulet disparaissent quelque part entre deux chaînes de fabrication. L'industrie alimentaire reçoit ces produits au goût relativement neutre sous une forme lyophilisée, découpée, prétraitée : homard en poudre, poule ressemblant à des granulés de Nescafé. Les matières premières doivent répondre à des exigences particulières : se conserver aussi longtemps que possible, résister aux traitements industriels les plus rudes, et surtout être bon marché.

Car l'industrie alimentaire n'a pratiquement plus les moyens d'investir dans des matières premières de qualité : il y a longtemps que l'argent a été encaissé par les ingénieurs qui conçoivent les soupes et les sauces, par les conseils en brevets qui font protéger les produits, par les transporteurs qui acheminent les matières premières du monde entier et par les agences de publicité qui doivent créer l'illusion de plats authentiques : soupe asiatique mijotant sous le regard d'un véritable Chinois dans une arrière-cuisine idyllique, chocolat contenant du lait crémeux des Alpes versé à la main par un vacher barbu dans un paysage de carte postale. Un ouvrier versant un sac de lait en poudre dans une usine ou travaillant dans les miasmes d'une installation de séchage du poisson serait beaucoup moins télégénique.

Le problème, c'est que le produit baptisé « bouillon de poule » est une illusion à laquelle il faut que le consommateur croie lorsqu'il ouvre le sachet et qu'il déguste son potage.

Ce qui n'est pas si simple. Un « bouillon de poule au vermicelle » de Knorr, par exemple, ne contient que 2 g de « poule séchée » sous forme de granulés, soit à peine 7 g de poule en chair et en os. Évidemment, aucun cuisinier au monde ne pourrait produire par miracle quatre assiettes de bonne soupe de poule avec si peu. Mais Knorr réussit ce tour de passe-passe : il suffit d'un gramme « d'arôme » industriel. Si cela ne donne pas un véritable bouillon de poule, cela permet quand même d'obtenir une « solution comparable », selon les mots d'un chimiste de Knorr. Prix : 69 centimes.

Maggi ne fait pas autre chose : son « bouillon de bœuf » contient 2,3 g de graisse de bœuf et au moins 670 mg d'extrait de viande par litre. L'étiquette révèle que l'essentiel du bouillon est constitué d'autre chose : du sel iodé, de l'arôme, de l'exhausteur de goût (glutamate de sodium, E 631,

E 627). Si l'on y réfléchit, il est bien exagéré de baptiser ce produit d'après les infimes traces d'extrait de viande qu'il contient. En réalité, il devrait porter le nom de ses ingrédients principaux : « bouillon à l'exhausteur de goût, à l'arôme et au sel iodé ».

Un nom aussi peu alléchant rebuterait sans doute les amateurs de potage. Mais quand la vérité freine l'appétit, mieux vaut une étiquette séduisante.

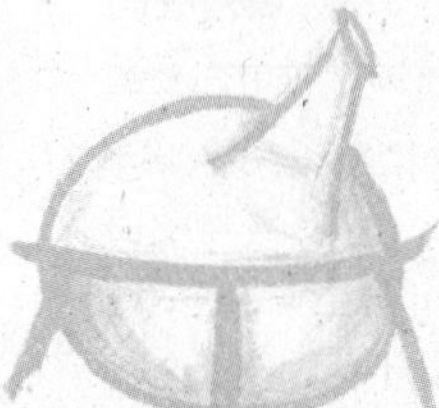

La soupe et la baguette mentent

La soupe ment. Le pain du boulanger n'est plus tout à fait honnête, ni le petit pain, ni même le gâteau. Même la baguette, les brioches et les croissants si chers aux Français doivent leur saveur à l'habileté des chimistes. La firme Philxn de Pont-de-Veyle vend des arômes destinés à ces produits. Comme le dirigeant de l'entreprise l'expliquait au cours d'une foire professionnelle, le temps de cuisson est si court de nos jours que le goût de grillé n'a plus le temps de se former. Une pincée de sa poudre règle le problème comme par miracle. Comment est-elle produite ? C'est un secret. Les Français ne sont pas les seuls concernés : les faussaires de la baguette vendent leurs produits dans le monde entier, de la Norvège au Chili et de la Grèce au Canada, et même au Japon et en Chine.

Avec ses succursales en Suisse, en Allemagne, en Angleterre, en Autriche, en Hongrie et aux États-Unis, la société suédoise Aromatic s'adresse, apparemment avec succès, aux boulangeries qui préfèrent produire de manière industrielle. Les Suédois font preuve d'une discrétion de conspirateurs pour vendre des ingrédients grâce auxquels les produits sont moins chers, plus savoureux et même plus durables : « Dites-nous comment vous produisez, et nous vous aiderons à l'améliorer. Personne ne saura comment vous y parvenez. C'est ce que nous appelons notre "service secret". » Le service secret du boulanger travaille donc dans la conspiration et le professionnalisme : lorsque nous mordons à belles dents dans un gâteau, nous n'y voyons que du feu.

De la même manière, celui qui veut égayer sa journée avec un verre de vin avale peut-être bien des illusions. Depuis 2002, la société suisse Stiernon vend un produit nommé « Oxylent », censé imiter une saveur de grand cru mûri en fût. Cela fera la joie des fraudeurs, qui pourront vendre cher leur marchandise fabriquée à moindre coût : 4 grammes suffisent pour aromatiser 100 litres. La première année, Stiernon a vendu environ 5 tonnes de son produit et 15 tonnes l'année suivante, en France, en Espagne, en Italie, au Portugal, en Australie, aux États-Unis, au Chili, en Afrique du Sud, en Nouvelle-Zélande et en Argentine. Malheureusement, le patron de l'entreprise ne veut pas communiquer les noms de ses clients : « Les entreprises viticoles veulent garder leur secret ».

Les auxiliaires discrets de l'industrie alimentaire opèrent dans un domaine qui facilite grandement les cachotteries, car les manipulations du goût sont à la fois invisibles et quasiment imperceptibles pour nos sens. Il suffit souvent d'une quantité infime de substances chimiques pour modifier le goût. Le 2-acétyl-1-pyrroline, responsable du goût de la croûte de la baguette, agit à partir de 70 millionièmes de grammes par kilo. Et il suffit de 0,2 milliardième (0,000 000 000 2) de grammes de thiol de menthe par litre pour donner un goût de jus de pamplemousse frais. Quant au filberton, le produit qui donne au yaourt un goût de noisette, 5 mg à peine suffisent pour aromatiser un million de litres d'eau.

Pourtant, ces substances ultra-efficaces sont vendues en quantités incroyables : l'Union européenne consomme chaque année 170 000 tonnes d'arômes industriels. À cela il faut ajouter le glutamate, célèbre « exhausteur de goût » présent dans les bouillons, les saucisses, les chips : 95 000 tonnes consommées dans toute l'Europe. Plus de la moitié des produits alimentaires sont aromatisés artificiellement, avec des variations importantes selon la culture culinaire. Ce sont les Italiens qui en consomment le moins, avec environ 7 500 tonnes par an, contre près de 39 000 tonnes en Allemagne et 40 000 tonnes en France. Les plus friands sont les Hollandais, avec 23 000 tonnes, et les Anglais avec près de 84 000 tonnes. Les Pays-Bas sont un petit pays qui compte non seulement 15 millions d'individus, mais aussi 15 millions de porcs ; quant aux chiffres énormes enregistrés dans la patrie des *fish'n chips* et du hareng vierge, ils s'expliquent par le fait que l'Angleterre possède un cheptel nombreux et que le fourrage y est lui aussi aromatisé – ce qui, notons-le au passage, pourrait être l'une des causes de scandales alimentaires tels que la maladie de la vache folle (ESB) (voir page 109).

Le plus étonnant est que les consommateurs semblent apprécier de plus en plus ces aliments produits à la chaîne. Ils veulent de moins en moins se mettre eux-mêmes aux fourneaux. Pourtant, ils n'ont jamais eu autant de loisirs ; beaucoup ne travaillent que 35 heures par semaine, voire pas du tout – même si cela n'est généralement pas leur choix. Mais ils préfèrent passer leur temps libre devant des jeux informatiques, au cinéma, devant leurs téléviseurs ou dans un stade de football. L'essentiel pour leur survie, la tâche quotidienne irremplaçable qu'est la préparation de leur repas, ils préfèrent la laisser à des ingénieurs, des techniciens et des chimistes.

« La décadence se répand insidieusement dans le menu quotidien », déplore le journal *Süddeutsche Zeitung* : « Tout un peuple court le risque d'oublier les tours de main qui se transmettent de génération en génération depuis des temps immémoriaux. » Cette vision pessimiste de la culture culinaire émane de sondages qui montrent que l'aptitude à cuisiner soi-même disparaît rapidement : selon l'agence de presse *Deutsche Presse Agentur* (dpa), près de 40 % des personnes ne savent pratiquement plus cuisiner.

« Dans une génération, plus personne ne se rappellera comment cuisinait sa mère », gémit le cuisinier Wolfram Siebeck dans une revue spécialisée : « Les crêpes de maman, le bœuf bourguignon maison, tout cela aura disparu demain. »

Aux États-Unis, toujours à l'avant-garde du modernisme, 95 % des denrées alimentaires sont d'origine industrielle. La majorité des ménages américains des classes moyennes ont d'ores et déjà totalement cessé de faire la cuisine. Les plats cuisinés maison figurent déjà sur la « liste des espèces menacées », comme le dit avec jubilation la revue spécialisée *Food Technology*, organe central des ingénieurs américains de l'agro-alimentaire. Le plat favori des Américains est la pizza, qu'ils savourent deux fois plus souvent que les délices sexuelles, selon un sondage réalisé par la même revue.

Toujours plus de pizza, toujours moins de sexe, c'est une affaire de goût. Même si, pour faire venir l'eau à la bouche, la chaîne américaine Pizza Hut baptise une de ses créations « Pan Pizza Pam », du nom de Pamela Anderson, la star aux formes généreuses de la série « Alerte à Malibu ». La belle Pamela, qui a des admirateurs dans 142 pays du monde, est le symbole de la mondialisation du goût. Voilà qui illustre une chose : dans la pizza, ce qui compte, ce n'est plus le fromage, c'est l'aura.

La sensation gustative se détache de plus en plus du produit réel. Et pas seulement pour la pizza : il y a longtemps qu'il n'existe plus assez de fruits pour satisfaire l'envie de glace à la fraise, de yaourts à la fraise, de desserts à la fraise qui s'est emparée du monde entier. Toute la récolte mondiale de fraises suffirait à peine à couvrir 5 % des besoins de produits à la fraise des États-Unis.

S'il fallait se contenter de vrais fruits, on ne pourrait donc satisfaire qu'un Américain sur vingt. Il ne resterait rien pour les amateurs italiens ou français de desserts à la fraise si l'on ne recourait à des arômes de substitution.

La diversité de ces délices virtuelles est impressionnante. Car les fabricants d'arômes vendent les mêmes goûts dans le monde entier. Néanmoins, il leur arrive parfois d'adapter leurs compositions aux préférences locales. Le groupe Quest International de Colombes, par exemple, a créé sa propre « Collection culinaire Europe du Sud », qui comprend un arôme de bœuf type « bouilli » (numéro de code NN21346), un arôme de veau type « braisé » (NN10851), un poulet « rôti » (DF07280). Mais il propose aussi un arôme type moutarde (DF07833), un soupçon de safran (DF11350), ou, pour la note italienne, une illusion de « tortellino » (NN21210).

L'entreprise américaine Bell Flavors & Fragrances offre par exemple, sous le numéro de commande 470461, de la mangue, ainsi que de la mandarine au choix : « fruitée » (numéro de commande 470277) ou avec un « soupçon de jus » (471042). La société française Aralco fait couler du lait (704021) et du miel (306080) virtuels.

Les illusionnistes de la technologie peuvent non seulement imiter des fruits et des légumes, mais aussi des plats tout préparés : il existe de l'arôme de hamburger, de l'arôme de pâtes, de l'arôme de bouillon de poule. Ainsi, Symrise propose – prêt à l'emploi – du goût de viande aux champignons de Paris et de goulasch.

Et comme le consommateur moderne apprécie de plus en plus les produits industriels, les laboratoires peuvent également imiter ces derniers :

Symrise offre du goût d'ananas type « en conserve », la société suisse Emil Flachsmann propose de l'arôme de Coca, mais aussi de l'arôme « techno », au « goût typique des boissons énergétiques à la mode ». Et Bell offre bien entendu un arôme naturel « type viande de bœuf séchée par vaporisation ». Les chimistes font donc de leur mieux pour obtenir une certaine authenticité, au besoin en mélangeant des substances qui imitent les côtés les moins ragoûtants du modèle. Ainsi, Flachsmann possède dans son catalogue un arôme de fumée type « goudron ».

Où est l'authentique, où la contrefaçon ? L'imitation d'une imitation n'est-elle pas déjà un nouvel original ? Et quels chemins singuliers les fabricants de goût n'empruntent-ils pas lorsqu'ils reproduisent le goût de viande de bœuf séchée par vaporisation ? D'ailleurs, qui aime la viande de bœuf séchée par vaporisation au point d'en rechercher la saveur particulière ?

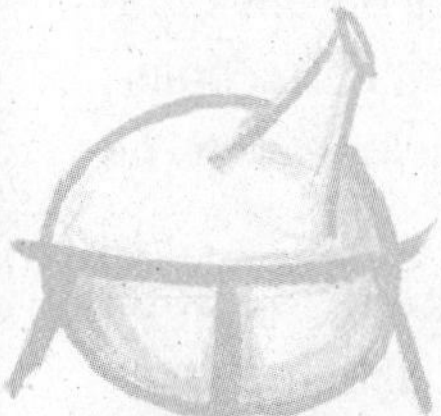

Nos aliments réduits à leur saveur artificielle

Le goût, en tant que perception sensorielle immédiate, s'est émancipé de son origine. Dans la production alimentaire contemporaine, le goût, c'est un peu le capot de la dernière Mercedes, ou le talon du dernier modèle de chaussures pour dames d'un styliste italien : un élément de design qui sera remplacé par un autre à la saison suivante. Comme pour les voitures et les complets-veston, une nouvelle vague d'innovation déferle chaque année.

Environ 10 000 nouveaux produits alimentaires arrivent chaque année sur le marché en Europe et en Amérique ; au Japon, ce chiffre atteint même 20 000. Mais, empiriquement, 50 % d'entre eux sont aussitôt retirés des rayons parce qu'ils n'excitent guère l'appétit. Les dépenses publicitaires engagées sont gigantesques : des observateurs de la société hambourgeoise Nielsen Media Research ont calculé que, dans la seule Allemagne, la branche a consacré en 2002 pas moins de 2,51 milliards d'euros en publicités pour les plats et les boissons.

Voilà une industrie bien singulière : elle produit les marchandises les plus importantes qui soient : des denrées alimentaires. Chaque individu est obligé d'en consommer chaque jour. N'importe quelle branche qui aurait la chance de voir ses produits dévorés jour après jour pour être rachetés le lendemain se frotterait les mains. Un fabriquant de T-shirts dont les vêtements disparaîtraient comme par magie chaque soir serait aux anges, tout comme un constructeur automobile dont les carrosseries seraient avalées par le sol.

Pourtant, cette industrie, la plus utile qu'on puisse concevoir, s'ingénie à priver ses produits de ce qui fait leur utilité : leur valeur nutritive. Une multitude de brevets protègent des aliments tellement superflus que l'organisme n'en a nul besoin : des imitations d'aliments, pauvres en calories, sans graisses ni protéines. « Ce genre de denrées ne vise pas à composer des plats nutritifs, mais à flatter le palais sans restriction », déclare la société International Flavors & Fragrances dans un descriptif de brevet (DE 36 38 662). Bien sûr, le numéro un du marché mondial apporte son savoir-faire, par exemple lorsqu'il invente un procédé « de fabrication de repas aux fruits, aux légumes ou aux épices » à faible valeur nutritive : en quelque sorte un repas aussi nourrissant qu'un verre d'eau fraîche.

C'est ce que l'on appelle vivre d'amour et d'eau fraîche, l'amour en moins. Le goût, justement, peut y remédier. Le goût est l'auxiliaire de vente qui pousse la clientèle à acheter ces produits inutiles.

L'industrialisation du goût a réalisé un vieux rêve de l'humanité : s'émanciper de la nature. Et cela à double titre. D'une part, le goût de synthèse émancipe les aliments des fonctions qu'ils sont censés remplir dans l'organisme : ils peuvent traverser le tube digestif sans le moindre effet, tout en laissant derrière eux un soupçon de quelque chose, un arôme. D'autre part, le goût a perdu tout lien avec les matières premières naturelles. Le yaourt à la fraise simule des fruits absents, mais dégage néanmoins l'odeur familière de la fraise naturelle.

Il se trouve cependant que l'être humain, pour sa part, reste encore un individu naturel, dont l'existence, comme celle des autres êtres vivants, repose sur le boire et le manger : des fraises, par exemple, du poulet, de la soupe. C'est ainsi qu'il acquiert son énergie vitale, qu'il entretient ses organes et conserve l'agilité de son esprit. L'être humain est tributaire des aliments qui doivent lui apporter ce dont il a besoin pour vivre. Les aliments sont à l'homme ce que l'essence est à la voiture.

Or, il ne viendrait à personne l'idée de tenter des expériences avec son automobile, en déversant par exemple dans son réservoir un liquide qui aurait l'odeur de l'essence, mais ne serait, mettons, que de l'eau additionnée d'arôme d'essence. Même si cet arôme d'essence était « naturel ». Après tout, si la voiture roule, c'est grâce à l'énergie apportée par l'essence : elle tomberait immanquablement en panne si ce carburant était remplacé par de l'eau, aromatisée à l'essence.

Le goût et l'odeur nous renseignent sur la composition des choses. En effet, le goût provient généralement de certaines substances. Par exemple, un consommé de viande doit son goût à de la viande, du céleri, des carottes, des oignons, du poireau. Or, si la chimie donne à l'être humain l'illusion de boire du bouillon quand il n'ingurgite que de l'eau assortie de goûts fictifs, il manquera quelque chose à l'organisme, à savoir l'apport nutritif du consommé. À terme, cela peut être préjudiciable à la santé.

Ces atteintes à la santé peuvent aussi venir des substances utilisées pour manipuler le goût, dont certaines sont toxiques pour l'organisme, au moins en grande quantité. Par exemple le glutamate, cet « exhausteur de goût » que l'on trouve pratiquement dans toutes les soupes en sachet, dans quasiment toutes les saucisses, dans les chips, dans les condiments Maggi ou Knorr, dans tous les bouillons cubes : des études récentes montrent qu'il perturbe les fonctions corporelles, favorise l'obésité et peut même nuire au cerveau. De nombreuses études scientifiques attestent que des maladies dites « neurodégénératives », telles que la maladie d'Alzheimer, la maladie de Parkinson, voire la sclérose en plaques, peuvent être favorisées par le glutamate – ce que contestent bien entendu les fabricants, s'appuyant sur d'autres études dont ils sont souvent eux-mêmes les sponsors.

Le goût est l'âme des plats. Manipuler le goût, ce n'est pas simplement toucher à un caractère quelconque des aliments, c'est s'attaquer à leur essence même, donner l'illusion de qualités qui n'existent pas, tromper le consommateur. Imiter le repas ou le falsifier, modifier l'alimentation par la technologie, c'est s'ingérer profondément dans la vie des êtres humains, influer sur leur constitution physiologique, leurs fonctions cérébrales, voire leurs pensées et leurs sentiments. Chacun sait que l'alcool et la drogue influent sur le bien-être ; de la même manière, les ingrédients naturels ou artificiels des aliments agissent sur le cerveau. Et, dans le pire des cas, ils y provoquent des dégâts.

Tout cela, les consommateurs l'ignorent. Ils ont confiance dans la protection de l'État. À tort : il y a belle lurette que l'État a capitulé, qu'il ne peut plus garantir l'innocuité des produits alimentaires dans le meilleur des mondes de la bouffe industrielle. Les gens sont livrés à eux-mêmes, responsables de ce qu'ils consomment, que cela leur soit profitable ou nocif (voir pages 80-83).

Instinctivement, les gens savent que la grande quantité de produits chimiques présente dans leur alimentation n'est pas bonne pour la santé. Ils « souffrent de divers symptômes de chimiophobie », se lamente un directeur d'une usine d'arômes dans un article sur « L'avenir du marché du goût », paru dans la revue spécialisée *Food Ingredients & Processing International*.

C'est peut-être ce qui explique les égards de l'industrie alimentaire envers les consommateurs : on se refuse à les importuner en leur signalant des ingrédients déplaisants, ou à crier sur tous les toits que les aliments sont manipulés avec des arômes. Les renseignements fournis se limitent donc à des indications en tout petits caractères données en fin de liste et comme à contrecœur. Le recordman européen de la miniaturisation est sans doute le groupe Danone, avec un produit qui porte en caractères gras l'inscription BIO entourée d'immenses épis de blé. Malgré son nom, il n'a rien de biologique, comme c'est précisé en petits caractères sur le pot. Son goût est essentiellement dû à des arômes, mais il est facile de ne pas s'en apercevoir, car cela n'est mentionné qu'à la fin de la liste des ingrédients :

> « INGRÉDIENTS : lait entier ; sucre (8,2 %) ; céréales réhydratées : blé, avoine (3 %) ; lait écrémé en poudre ; crème ; inuline (fibres alimentaires) ; sirop d'extrait de malt ; fructose ; oligosaccharides ; jus concentré de raisin ; noix de coco râpée ; arômes ; colorant : caramel ordinaire ; ferments lactiques dont bifidobactrium (bifidus actif). Contient : glutamate. Peut contenir : arachides. »

Le fabricant de produits mentholés Vivil a lui aussi économisé beaucoup de place pour sa « menthe naturelle » (« sans sucre »). Une liste d'ingrédients rédigée en lettres microscopiques montre qu'elle ne contient pas grand-chose de naturel :

> « INGRÉDIENTS : sorbitol (82 %) ; xylitol (16 %) ; huile végétale ; anti-agglomérant : stéarate de magnésium ; essence naturelle de menthe poivrée ; édulcorant : aspartame ; arômes. Contient une source de phénylalanine »

Selon une étude de la multinationale alimentaire Knorr, 60 % des consommateurs rejettent les « arômes artificiels ». Mais l'entreprise préfère garder cette étude sous le coude, en raison de ses conséquences fâcheuses : si les consommateurs rejettent un produit, il serait logique de ne pas le commercialiser. Et s'ils préfèrent manger des produits naturels, ce sont ces produits-là qu'il faudrait plutôt leur proposer.

Mais à une époque où la nourriture s'émancipe de la nature, l'alimentation naturelle n'est pas aussi simple qu'il y paraît. Car les frontières entre les produits de laboratoire et ceux des champs sont abolies. Les chimistes et les biologistes peuvent imiter la nature en laboratoire, et il y a longtemps que les plantes et les animaux des champs ont été adaptés en vue de leur utilisation industrielle ; les manipulations culminent avec les organismes génétiquement manipulés (OGM). Selon une étude réalisée à la demande de la multinationale Nestlé, nous vivons à l'époque du « naturel artificiel », où la nature elle-même est un naturel « de seconde main ».

Comme les clients insistent pour conserver leur culture alimentaire traditionnelle et réclament inlassablement de la « nature », la communauté internationale des industries alimentaires, en étroite collaboration avec les législateurs et les institutions compétentes, a élaboré une langue particulière. Cette langue, usitée dans le monde entier, s'applique exclusivement aux étiquettes qui ornent les produits industriels. Son vocabulaire est limité, afin de ne pas troubler le consommateur avec la vérité (que nul ne recherche). Et elle soigne tout particulièrement l'approche sémantique de ses substances phares : les arômes.

C'est ainsi que le vocable le plus important de cette nouvelle langue secrète élaborée par les grands poètes des étiquettes répond à la demande des clients en utilisant les termes « nature », « naturel » ou toute autre désignation aux sonorités rassurantes. Tout est fait pour éviter le terrible mot d'« artificiel ».

Le législateur a donné sa bénédiction à ce code secret, à condition qu'il soit réservé aux étiquettes destinées aux consommateurs. En revanche, lorsque les industriels négocient entre eux leurs petites poudres, ils doivent parler clair et net. Après tout, il faut bien qu'ils sachent ce qu'ils ajoutent aux aliments !

Reconnaissons que le procédé est cohérent : si le « service secret » surveille le fournil du boulanger, il faut bien utiliser un code crypté pour protéger soigneusement certains secrets. Et évidemment, ce code ne doit pas être rendu public. Sinon, l'ennemi serait au courant.

Comment cela, l'ennemi ?

Jusqu'ici, le client était pourtant réputé être roi. Oh, bien sûr, il l'est toujours. Mais seulement dans le monde poétique de la publicité.

La valse organisée des étiquettes : le droit de savoir bafoué

Pour une poule, l'environnement n'est guère attrayant. Pas de grains, pas d'échelle, pas de parcours, mais des tonneaux hideux, un labyrinthe de tuyaux, des sacs remplis de produits chimiques. Malgré tout, les défenseurs des animaux peuvent se tranquilliser : on n'y a jamais entendu de coq chanter ni de poule caqueter. Cela n'empêche pas la société de proposer « des centaines de poules », selon Günter Matheis, un de ses dirigeants. En fait, il s'agit seulement d'une façon de parler. Il n'entre guère dans ses compétences de chimiste de savoir élever des volailles. Ce que M. Matheis produit, ce n'est que du goût de poule, pour le compte de clients tels que Maggi et Knorr. De nos jours, on peut se passer de volailles pour cela : il suffit d'une bonne dose de produits chimiques.

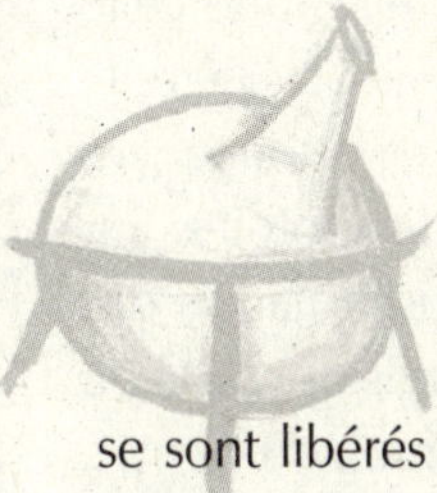

Le divorce du goût et de la réalité

De même que le goût s'est affranchi de son origine, les mots se sont libérés de leur sens premier. Sans qu'on y prenne garde, de nombreux repères se sont déplacés. Ne serait-ce qu'au plan géographique : si naguère la France donnait le ton, avec Paris comme capitale de la gastronomie, aujourd'hui la capitale européenne de l'art culinaire est… la petite ville allemande de Holzminden ! Nulle part ailleurs, on ne trouve autant de goûts rassemblés en un seul et même endroit.

Il est vrai que, jusque-là, cette commune de 22 000 habitants tenait une place plutôt marginale dans l'univers culinaire. La région entre Göttingen et Bielefeld, entre le massif du Harz et la forêt du Teutoburg, est un no man's land pour les gourmets. Même le meilleur restaurant du coin, Hellers Krug, passe pour n'être que de deuxième ordre selon les références culinaires traditionnelles : le *Guide Michelin* lui a retiré sa seule et unique étoile en 1997.

Cela n'a pas nui à la réputation de Holzminden dans le nouveau monde du goût. La ville n'excite pas seulement les narines des gourmets, mais aussi celles de tous ceux qui s'y rendent : l'air véhicule une odeur omniprésente, tantôt de framboise, tantôt de fraise. Parfois, un parfum plus lourd flotte sur les maisons : celui du chewing-gum.

Pour être exact, il s'agit d'émissions industrielles. Ces odeurs s'échappent des usines qui produisent des tonnes d'arômes, d'une qualité toujours égale et conforme aux normes industrielles. L'entreprise s'appelle Symrise, c'est un géant du goût qui représente plus de 10 % du marché et compte ainsi parmi les quatre plus grands producteurs d'illusions aromatiques au monde. Même le nom Symrise est artificiel : il provient de la fusion de deux sociétés, Dragoco et Haarmann & Reimer. Jusqu'alors, cette dernière était une filiale du géant de la chimie Bayer. Dans les usines de Holzminden et les 30 lieux de production répartis dans le monde entier, 5 800 employés produisent 7 000 substances aromatisantes différentes et réalisent ainsi un chiffre d'affaires de plus d'un milliard d'euros.

Dans la sphère du bon goût industriel, des entreprises telles que celle de Holzminden sont infiniment plus influentes que ne pourra jamais l'être le cuisinier le plus célèbre. Aujourd'hui, les moteurs des nouvelles tendances ne sont plus les artistes aux fourneaux, mais les « chefs » en laboratoire. Sur ce plan, le géant du goût est le pionnier mondial de la transformation des préférences gustatives. Les amateurs de sushis à Tokyo, les amis des steaks à Buenos Aires, les fanatiques du canard à Pékin et les amoureux du curry à Karachi abandonnent leurs plats favoris au profit de produits chimiques qui imitent leurs saveurs. « Food is local », disent les multinationales de l'alimentation telles que Nestlé : le goût d'un produit doit s'adapter aux préférences locales. En Pologne, la soupe en sachet a un goût différent de celle qui est destinée au marché allemand ; même la britannique n'a pas le même goût que l'irlandaise. Malgré tout, la chimie du goût est mondialisée, et, partout, les illusions aromatiques sont dues aux mêmes produits de laboratoire, de l'Argentine à l'Australie, de la Chine au Canada, de Singapour à l'Afrique du

Sud. Dans le village mondial, il n'est pratiquement pas de centre où ces petites poudres et ces jus ne soient au service de l'alimentation de masse moderne : les artistes du goût de Holzminden sont présents partout dans le monde, à Hong Kong, à Bangkok, à Manille, à Vienne, à Barcelone, à Caracas, à Bogota, à Zurich – partout règne l'odeur du monde nouveau.

Le numéro un du marché à New York, IFF, fournit lui aussi le monde entier, et la société française Robertet, producteur d'arômes à Grasse, capitale des parfums de Provence, a des filiales du Japon au Brésil, de Milan à Mexico, de Barcelone à Buenos Aires.

À l'origine du meilleur des mondes aromatiques, on trouve deux individus au parcours atypique, des têtes pensantes non conventionnelles qui ont révolutionné le goût de leur époque. Et tous deux travaillaient à Holzminden.

En 1874, le chercheur Wilhelm Haarmann réussit un exploit aux conséquences incalculables : il découvrit un succédané synthétique de vanille, qu'il baptisa vanilline, ouvrit une usine et tint ainsi sur les fonts baptismaux « une branche industrielle totalement nouvelle », selon la chronique de l'entreprise.

Le fondateur de la Dragoco, Carl Wilhelm Gerberding, un coiffeur porté sur l'innovation, s'assura une place dans l'Histoire en créant une teinture à double usage. Il mélangea différentes substances et commercialisa comme lotion capillaire le produit obtenu. Or, ce produit n'aplatissait pas seulement les épis, il flattait le gosier. « Le mélange était buvable », comme l'explique Horst-Otto Gerberding, petit-fils du fondateur. La création de la « Dragon Company » remonte à 1919 ; à l'époque, c'était une « petite entreprise d'arrière-cour ».

La mixture de notre coiffeur présentait déjà cette caractéristique remarquable qui signe la révolution de notre époque : l'émancipation de la nature et de la tradition. Jusque-là, une lotion capillaire n'était rien d'autre qu'une lotion capillaire, et l'eau-de-vie de framboise n'était rien d'autre que de l'eau-de-vie de framboise. Les savons nettoient sous les bras et les fraises se mangent en dessert. Mais le breuvage en question était le premier à transgresser les limites, à libérer les choses de leur destination unique, à ouvrir des possibilités infinies en abolissant leur finalité apparente. En même temps disparut la frontière entre ce qui était consommable et ce qui ne l'était pas.

Ainsi, jusque-là, les copeaux de bois étaient impropres à la consommation humaine, et ne servaient, au mieux, qu'à fabriquer des panneaux d'aggloméré. Un usage restreint, limité, insatisfaisant. Désormais, dans les laboratoires de Holzminden, les copeaux de bois servent à fabriquer de l'arôme de fraise !

Bien entendu, le procédé exact reste confidentiel. Mais comme les ingénieurs du goût sont assez fiers de leurs résultats, l'un d'entre eux trahit son secret : on prend donc des copeaux de bois, plus exactement des copeaux de bois australien. De la sciure pourrait-elle également faire l'affaire ? Non, répond notre homme avec un sourire, il faut absolument des copeaux. On y ajoute de l'alcool et de l'eau, plus quelques autres ingrédients (top secrets !) que l'on mélange pour former une pâte liquide. « On la cuit quelque temps, ajoute l'artiste, et bientôt, on obtient "un bel arôme naturel" de fraise. » Avec une recette légèrement modifiée, les copeaux peuvent également donner de l'arôme de framboise, ou contrefaire la présence de cacao, de chocolat ou de vanille.

Contrefaire ? Ce terme est incorrect, car la loi interdit d'induire le consommateur en erreur. Mais ici, il n'y a pas tromperie sur la marchandise : ce terme simpliste issu du vocabulaire fruste des consommateurs n'a pas sa place dans le code des serviteurs discrets de l'innovation. La Cour de justice européenne vient même d'autoriser expressément que les appellations séduisantes apposées sur les emballages soient sans rapport avec le contenu.

L'affaire concernait une sauce béarnaise et une sauce hollandaise, ces classiques de la grande cuisine, issues d'un mélange de beurre et de jaune d'œuf au bain-marie, et qui accompagnent le filet de bœuf, le poisson ou les asperges. Un fabricant de sauces en sachet avait remplacé le beurre par de la simple margarine végétale et les œufs, un peu trop chers, par du colorant E 160 F. Les autorités allemandes s'y étaient opposées, adoptant le point de vue traditionaliste selon lequel tout produit portant l'appellation de sauce béarnaise ou de sauce hollandaise doit correspondre à la recette familière à des générations de cuisiniers et de gourmets. Hélas, la plus haute instance judiciaire européenne a appris une autre leçon à ces Allemands pointilleux.

Dans son arrêt du 26 octobre 1995, devenu entre-temps un classique du genre, la cinquième chambre de la cour de Luxembourg a statué que la mixture douteuse pouvait parfaitement être vendue sous l'appellation alléchante de ces sauces classiques, même si son contenu ne correspondait pas aux attentes des clients. La cour estima que rien n'empêchait de lire les petits caractères imprimés sur le paquet : « Même s'il est possible que les consommateurs soient induits en erreur dans certains cas, ce risque reste minime. » Et d'ajouter : « En effet, tout porte à croire que le consommateur qui fonde sa décision d'achat sur la composition du produit commence par lire la liste des ingrédients. » Le fait que ces listes soient souvent formulées de manière poétique ne semble pas avoir intéressé les magistrats.

L'imagination au pouvoir !

Les juges suprêmes l'ont donc confirmé : la plus grande liberté créatrice règne sur les étiquettes. Il serait donc vain d'y rechercher une quelconque vérité : la création est une chose, la vérité en est une autre.

Cette « créativérité » trouve une illustration particulièrement frappante dans l'étiquette du célèbre ketchup de la marque Heinz. Cette étiquette porte, imprimée en vert foncé, une inscription aussi concise que mystérieuse : « 57 varieties ». Qu'est-ce que cela peut bien signifier ? Un journaliste a posé la question à Tom McGough, directeur général de Heinz Würzen und Saucen, qui a fourni l'explication suivante : « Il y a de nombreuses années, notre fondateur H. J. Heinz se trouvait dans un magasin de chaussures new-yorkais. Il aperçut un panneau annonçant "27 varieties" de chaussures ; cela lui plut tellement qu'il écrivit sur son logo "57 varieties". Cela n'avait aucun rapport avec le nombre de produits Heinz : il trouvait simplement que le nombre 57 évoquait bien la diversité de la gamme. »

Cette jolie anecdote nous explique comment certaines appellations se retrouvent sur les étiquettes : leur seul intérêt est d'être séduisantes.

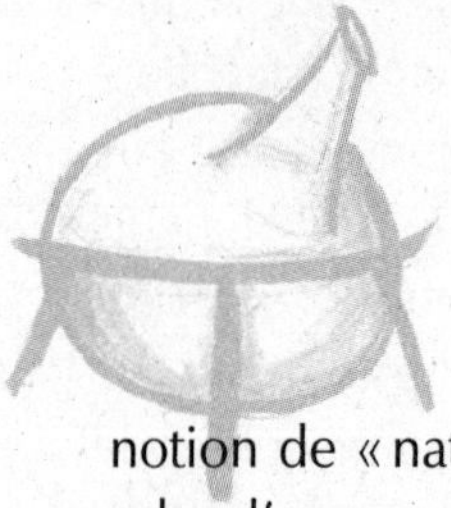

La supercherie des arômes «naturels»

Ce qui séduit de nombreux clients, c'est la nature. Car la notion de « nature » a un « écho très positif » auprès des consommateurs, selon l'organe spécialisé *The European Food & Drink Review*. En revanche, tout ce qui paraît « artificiel » nuit aux entreprises qui ont quelque chose à vendre : la revue précise que cela a « des incidences négatives sur l'acceptation du produit par le client ». Tel était aussi le résultat de l'étude non publiée par la société Knorr (voir page 25).

Mais cet état d'esprit pourrait poser quelques problèmes. Car la nature brute, non falsifiée, fournit des choses que le Créateur a mal préparées en vue de leur transformation industrielle ultérieure. Ainsi, un simple oignon met l'industrie à rude épreuve, comme l'explique un des experts de Holzminden : « Une entreprise comme Knorr ne peut absolument pas travailler avec de tels oignons. » Leur taille n'est jamais exactement la même, leur goût varie selon le lieu d'origine et le climat, et de plus, ils sont périssables. Autant de caractéristiques naturelles qui gênent le processus de transformation industrielle.

L'industrie du goût remédie aux insuffisances de la nature, optimise les produits et corrige quelques déficiences. Ainsi, les artistes des arômes de Holzminden sont ravis de pouvoir proposer un goût de fromage qui corresponde à la demande des consommateurs. L'appellation qui figure sur l'étiquette est conforme aux souhaits des acheteurs, se réjouit le prospectus de l'entreprise : « L'appellation est on ne peut plus avantageuse : dans la plupart des pays et des territoires de vente, ce produit est assorti de l'appellation "naturel" ».

Mais tandis qu'un vrai fromage évolue tout au long de sa vie, coule, moisit et finit par dégager une odeur forte, le goût artificiel de fromage reste inchangé : « Nos arômes naturels de fromage ont une qualité gustative stable et standardisée. Ils ne mûrissent pas et leur caractère ne change pas, même après des mois de stockage. »

Voilà donc une nature tout à fait nouvelle, qui ne connaît ni le pourrissement, ni la mort – et donc pas non plus la vie. Le nouveau fromage virtuel est fait sur mesure : « Les imitations de fromage gagnent partout des parts de marché, ajoute le prospectus. De tels arômes vous permettent de donner la saveur typique d'un fromage bien fait. »

La société Ocean Spray, fournisseur américain de l'industrie alimentaire, a donné une note toute particulière à cette « Nouvelle Nature ». Elle a en quelque sorte conféré aux fruits de véritables talents de comédiens. Un prospectus de l'entreprise montre une belle cerise bien rutilante, une framboise, une fraise, une myrtille. « Nos morceaux de fruits aux arômes naturels de fruit ont le bon goût attendu, annonce le prospectus, mais ils sont un peu plus polyvalents. » En effet : « Ils ont la couleur des fruits, l'aspect des fruits et le goût des vrais fruits. Mais ils sont bien plus stables et plus résistants. »

Et pour cause, l'entreprise utilise d'autres fruits plus robustes : des airelles. Peu importe si leur goût n'est pas celui des fraises ni des cerises : un « procédé breveté » utilisant des « arômes naturels de fruits » permet de les modifier au point de les faire ressurgir sous forme de fraises, de cerises, voire de pêches ou d'oranges, par exemple dans des gâteaux, même quand les produits sont exposés « à des conditions de transformation rigoureuses ».

Cette Nouvelle Nature, ce « naturel artificiel », c'est le monde où vivent déjà les poètes des étiquettes. Comme tout univers poétique, il présente des points de contact avec la réalité, sinon la poésie serait totalement incompréhensible.

Les copeaux dont les artistes tirent leur arôme de fraise viennent d'arbres australiens – leur origine naturelle est incontestable. De même, l'huile de ricin dont les chimistes de BASF tirent un fin arôme de pêche n'a rien que de très naturel, puisqu'elle est obtenue par pression des graines du ricin commun. Et nul ne peut contester que le champignon *Trichoderma viride* fait partie de la nature. Aussi, lorsque l'industrie le pousse à révéler un don naturel négligé pendant des millénaires et qu'il se met à produire un arôme de noix de coco, il n'y a rien que de très naturel.

Les biologistes et les chimistes ont infiniment plus de possibilités de produire des saveurs que les consommateurs devant leurs fourneaux. La société suisse Food Ingredients Specialties (FIS), par exemple, mélange de l'acide chlorhydrique et de la soude caustique à des restes de noisettes et du gluten de blé. Le produit obtenu émet une odeur de salami ou de viande de porc; on le vend ensuite comme aromatisant dans de petits bocaux.

Ces méthodes modernes donnent naissance à des produits miraculeux : la filiale du fabricant d'arômes américain Bell Flavors & Fragrances en Saxe a ainsi le plaisir de proposer un « arôme naturel » du « type rôti de bœuf » qui a si peu de rapports avec un bœuf véritable qu'elle le recommande tout particulièrement aux végétariens. Les végétariens peuvent ainsi mettre enfin un peu de variété dans leur triste existence ! Bell, qui de son propre aveu est le numéro un du marché des arômes pour végétariens, propose aussi à cette clientèle « de l'arôme naturel type poule pour bouillon », « de l'arôme naturel type poulet rôti », ou, pour ceux qui apprécieraient le filet de bœuf sans aimer la viande, « de l'arôme naturel type tournedos ». Cet univers où le naturel et l'artificiel ont conclu un pacte d'une opacité totale a de quoi plonger les profanes dans la confusion.

Pour l'industrie alimentaire, cette Nouvelle Nature présente évidemment des avantages : elle diminue les coûts. Un kilo de poudre de vanille obtenu à partir de la plante coûte environ 2 000 euros, alors qu'une quantité tout aussi efficace de vanilline synthétique ne coûte que 10 euros. En outre, le prix des succédanés ne cesse de baisser. Un arôme artificiel de pêche a vu son prix tomber de 20 000 dollars le kilo au début des années 1980 à 1 200 dollars au milieu des années 1990. Étant donné leur avantage concurrentiel manifeste et l'augmentation de la demande, c'est désormais sur les « arômes naturels » que se concentrent la recherche et la production.

Dans ce domaine, les moisissures et les bactéries sont incontestablement les fournisseurs les moins chers. Aujourd'hui, l'acide citrique, un des principaux agents gustatifs, est presque exclusivement obtenu à partir des exsudats de ces microorganismes. Qui, dans une usine, aurait encore envie de se fatiguer à presser des citrons si une moisissure est capable de recracher le même acide frais à bien moindre coût ? L'ingénieur est parfois encore obligé d'intervenir : ces jeunes apprentis sécrètent du goût à la demande, mais ils sont trop lents. Il faut alors transférer le gène du goût recherché à un microbe industriel performant et apte au travail à la chaîne.

Pour le consommateur qui achète un yaourt aux fruits, rien ne change : microbes industriels, moisissures ou bactéries sont des êtres vivants naturels, de sorte que l'arôme qui est obtenu à partir de leurs sécrétions ne peut être, lui aussi, que « naturel ».

À ce stade, ceux qui ne seraient pas encore tout à fait familiarisés avec la Nouvelle Nature commencent à devenir soupçonneux. La revue *Wirtschaftswoche*, par exemple, estime que « le terme de "naturel" induit le consommateur en erreur » dès lors que « même des arômes obtenus par génie biologique ou génétique » ont le droit « de se parer d'une telle étiquette ».

Ce qui n'empêche pas la société Dragoco, désormais fondue dans l'entreprise Symrise, de louer dans une brochure publicitaire la « transparence » pour le consommateur de termes tels que « arôme » ou « arômes naturels ». Les experts de l'industrie, en revanche, ont droit, selon la même source, à « une pléthore d'informations » sur les recettes des arômes artificiels de l'entreprise.

Car tout bon code secret doit pouvoir être déchiffré par les personnes averties. Les clients qui ne veulent que du « naturel » l'obtiennent sur l'étiquette. En revanche, les initiés savent immédiatement si le produit est issu de la Nouvelle Nature ou s'il a été obtenu sur les arbres ou dans les champs.

Ainsi, le fournisseur d'additifs pour jus de fruits Rudolf Wild propose des « arômes FTNF entièrement naturels ». Dans ses annonces, la société Fidco, filiale de Food Ingredients Specialties, fait l'éloge d'un « arôme naturel WONF de brocoli ». FTNF ? WONF ?

La différence tient à la proximité entre le naturel et la nature : les arômes WONF sont ceux où, par exemple, des copeaux de bois sont transformés en arôme de fraise. WONF signifie : « With other natural flavours », « avec d'autres arômes naturels ». FTNF en revanche désigne les arômes provenant – dans ce cas – d'une vraie fraise : « From the named fruit », « à partir du fruit du même nom ».

Les acheteurs aimeraient peut-être savoir s'ils ont en bouche des sécrétions de microorganismes ou bien des framboises concentrées, mais comme ce genre de subtilités pourrait semer la confusion, on les épargne aux consommateurs européens.

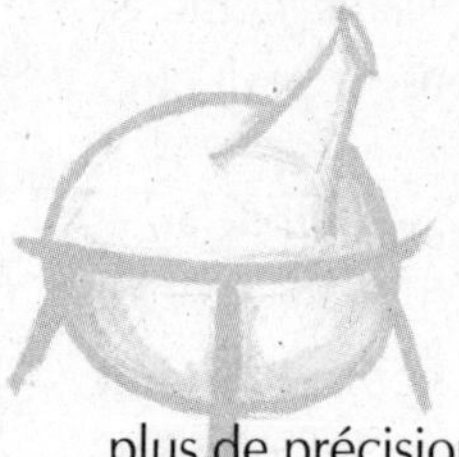

Un étiquetage trompeur en Europe

Les consommateurs américains, eux, sont informés avec plus de précision. Selon un article rédigé par un expert de Symrise et intitulé « L'étiquetage des arômes aux États-Unis », la franchise y règne davantage : « l'adjonction d'un arôme ne doit pas suggérer que le produit final contiendrait des ingrédients plus nobles que ce n'est effectivement le cas. »

Cette disposition vise également à éviter la concurrence déloyale : aux États-Unis, il est illégal d'obtenir un avantage compétitif en trichant sur les arômes. Car les arômes chimiques sont une source importante d'économies. Prenons l'exemple du citron : son goût peut provenir soit d'essence de citron à 200 dollars la livre, soit d'essence de citronnelle ou d'une substance appelée *litsea cubeba*, également d'origine naturelle, qui ne coûte que 8 dollars la livre. Le fabricant qui a réalisé des économies en utilisant le produit le moins cher est tenu d'en faire mention sur l'étiquette – et même au premier plan : « With other natural flavours ».

Faut-il en déduire que les Américains sont mieux lotis que nous ? À tout le moins, ils entretiennent un rapport plus franc avec les produits synthétiques. La civilisation américaine, volontiers décriée par ses détracteurs comme étant l'univers du synthétique, n'y voit là rien de mal. Elle reconnaît l'existence des produits de synthèse et sait établir une délimitation stricte entre la nature et eux. Dans ce pays, il n'y a pas de place pour la création d'une pseudo-nature, comme en Europe avec les arômes « naturels ». Le législateur fixe une ligne de démarcation claire, jusque dans le langage courant. Le code secret de l'industrie alimentaire cesse en effet de s'appliquer là où il entre en contact avec des lecteurs ordinaires : sur l'étiquette. La réglementation américaine respecte le bon sens, qui veut que des copeaux soient des copeaux et que des fraises soient des fraises.

Le législateur estime que le consommateur a « droit à une terminologie qui fait une distinction claire entre les arômes naturels obtenus à partir du produit mentionné et les arômes naturels obtenus à partir d'autres sources» (commentaire 23 du préambule de l'ordonnance américaine sur l'étiquetage des arômes).

Ce principe simple exige que les ingrédients responsables du goût soient étiquetés «d'une manière conforme à la réalité». Un yaourt à la fraise qui doit sa saveur à des copeaux de bois doit porter la mention «aromatisé artificiellement», car le consommateur ne doit pas être induit en erreur.

Ainsi trouve-t-on dans les supermarchés américains quantité de produits qui avouent très ouvertement, en lettres gigantesques et en bonne place, que leur saveur provient d'arômes industriels. Et, plus souvent qu'en Europe, on n'hésite pas à qualifier un produit d'artificiel.

Knorr, par exemple, vend aux États-Unis ses bouillons-cubes au poisson sous le nom de «Fish flavor bouillon», «bouillon à l'arôme de poisson». À côté de la photo de sa délectable soupe de poulet, le producteur alimentaire Lipton reconnaît en caractères gras que le goût de son potage est trafiqué : on y lit «Chicken vegetable flavor», «arôme végétal de poulet». La société Health Valley, qui vend des produits particulièrement sains, révèle, en lettres de plusieurs centimètres de haut, que ses crackers à faible teneur en matières grasses ont été améliorés par «de l'arôme de fromage». La soupe Campbell aux haricots au lard concède elle aussi en bonne place sur l'étiquette que de «l'arôme naturel de fumée» a été ajouté. Et parce que la société Danone avoue sur son yaourt allégé à la cerise qu'il a été enrichi «With other natural flavors», le consommateur averti sait qu'il ne mangera pas seulement des cerises, mais aussi des substances étrangères.

Quant à Maggi, le classique des produits industriels, il reconnaît sur ses petites bouteilles vendues aux États-Unis que ce condiment n'est pas tout à fait authentique : on y lit «artificial flavor». «Arôme artificiel», là où l'Europe n'a droit qu'à la mention «arôme».

«Arôme». Ce terme est bien pratique pour les producteurs alimentaires européens chaque fois qu'ils utilisent des arômes synthétiques. Le diméthylhydroxyfuranone est un de ces agents gustatifs. Les chimistes savent le produire en grandes quantités. Cet agent au nom à coucher dehors est un véritable touche-à-tout, car il peut donner des saveurs très variées, selon les besoins : «il donne à la fraise un goût de caramel fruité, au poulet un goût grillé-caramélisé », affirme avec emphase un responsable du développement de Symrise. Bien sûr, cet agent ne peut pas produire à lui seul un goût de poule véritable, auquel contribuent plus de 600 substances aromatiques différentes. Le monde des imitations chimiques est néanmoins un peu plus simple, puisqu'une douzaine de substances suffit pour reproduire un arôme du type « poulet rôti ».

Malgré cela, rien n'oblige à signaler le caractère synthétique d'un goût obtenu en laboratoire. Car le lobby des arômes a réussi à obtenir l'autorisation de désigner ce genre de mixtures par l'expression « identique à la nature » : il suffit pour cela que des substances similaires aient été un jour rencontrées dans la nature. Dans un tas de fumier. Dans une roche. Dans un papillon. Une fois la mixture identifiée comme « identique à la nature », il ne reste plus qu'à la qualifier d'« arôme » sur l'étiquette du yaourt ou la boîte de soupe, en petits caractères, tout à la fin de la liste des ingrédients.

Singulière logique : si on la suivait, un vendeur d'automobiles qui déposerait en tas le tuyau d'échappement d'une Mercedes, le volant, un essuie-glace, le toit ouvrant et trois pneus pourrait vendre cette ferraille comme une copie conforme de Mercedes sans s'exposer à la moindre poursuite.

Dans le secteur alimentaire, rien ne réprime une telle légèreté dans le maniement de la vérité. Mais le soupçon et la méfiance sont quand même éveillés. Car on peut être sûr de trouver quelque chose de louche partout où l'on rencontre le mot « arôme » : soit il vise à faire croire à l'existence de fruits qui ne s'y trouvent pas, soit il masque l'arrière-goût désagréable d'une production industrielle.

Quand des « arômes » sont en jeu, les slogans publicitaires les mieux intentionnés peuvent reposer sur du vent.

Si l'on en croit l'étiquette, un « fromage blanc de Forêt-Noire aux fruits » de la laiterie Breisgaumilch de Fribourg (« au lait naturel du Brisgau ») contient par exemple « des cerises venant du Markgräfler Land ». Une annonce publicitaire apporte les précisions suivantes : « Non seulement le lait, mais aussi les fruits destinés au yaourt et au fromage blanc de Forêt-Noire proviennent de notre région. Nos producteurs nous fournissent des fraises de Bade et des cerises du Markgräfler Land. »

Mais la lecture des petits caractères pose des questions : ce produit contient également de « l'arôme ». Serait-ce que la production des paysans a été insuffisante ? Ou que les fruits venant du Markgräfler Land n'ont aucun goût ? Ou bien « l'arôme » va-t-il jusqu'à simuler le goût du lait ? Et que signifie le label « production locale garantie » attribué par l'État ? « L'arôme » vient-il d'un petit laboratoire idyllique de Forêt-Noire ? Est-ce que les bacilles gloutons sont issus de Forêt-Noire, ou ont-ils été manipulés génétiquement par de consciencieux biologistes de l'université locale, à Fribourg-en-Brisgau ?

Non, répond le directeur des ventes de la société Deutsch-Schweizerische Früchteverarbeitung, dont le siège est à Constance, et qui produit cette « préparation aux fruits » pour le compte de la laiterie de Fribourg. Certes, l'arôme est nécessaire (« sans arôme, cela sentirait l'eau de vaisselle »). Mais il se le procure auprès de fournisseurs connus, comme Symrise. S'il ignore le procédé de fabrication exact, il sait que l'arôme ne provient pas de fraises ni de cerises, ni du Markgräfler Land. Dans l'argot des initiés, une préparation aux vrais fruits serait FTNF (« From the named fruit »). Or, il est sûr d'une chose : ce que son entreprise ajoute « n'est pas FTNF ». Dommage. Les gens du Markgräfler Land se donnent tant de mal, et la préparation tant vantée doit son goût de fraise à des copeaux de bois...

Face à l'utilisation indistincte des mots sur les étiquettes, face à la nonchalance dans le maniement de la vérité et au laxisme du législateur, de nombreux consommateurs adoptent une attitude indistincte envers les produits aromatisés : après avoir lu leurs étiquettes, ils renâclent à les acheter.

Mais une lecture attentive ne protège pas toujours contre les manipulations. Ainsi, cette personne qui se régalait d'une soupe instantanée dont la bonne odeur lui rappelait la marmite fumante de sa grand-mère, alors même qu'elle était victime d'une supercherie :

> « Il se sentait coupable. Cet arôme lui rappelait son enfance. Le fumet s'échappant du pot en fonte qui mijotait doucement dans la cuisine de sa grand-mère, à la campagne. Voilà ce que ce goût évoquait en lui. Le goût délicat, la saveur exceptionnelle et raffinée du plat maison. Ahh, ce goût. C'était à cause de lui qu'il était resté fidèle à ces soupes depuis la première fois. Comme toujours, il avait lu l'étiquette, l'avait parcourue pour voir si le produit contenait du gluta-

mate et autres additifs indésirables. Il se demanda pourquoi cette soupe ne recourait pas à ce genre d'additifs pour obtenir un goût pareil. Peut-être était-ce le bon goût naturel qui rendait cette soupe si… enfin… si naturelle. Comment toutes ces soupes à la saveur artificielle pourraient-elles jamais se comparer à celle de sa grand-mère ? Cette pensée soulageait quelque peu son sentiment de culpabilité. »

Ce récit poétique est tiré d'une annonce parue dans *Food Technology*, l'organe central des ingénieurs américains de l'agro-alimentaire. Cette annonce vantait les produits de la société néerlandaise Gist-brocades : « Ajoutez à vos nouveaux produits l'extraordinaire saveur "fait maison". Nous sommes les experts des exhausteurs de goût. »

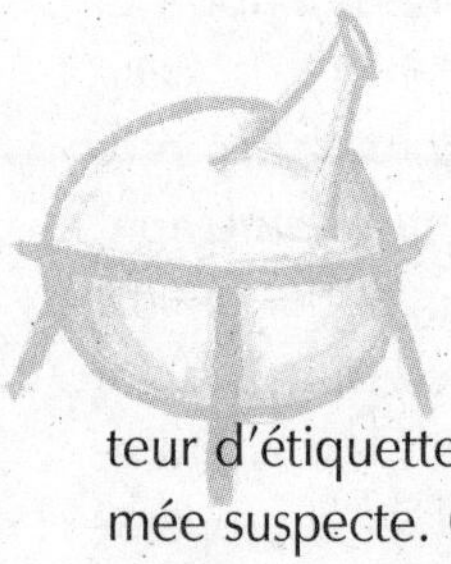

Quand la nature sert à trafiquer la nature

Lorsque la société Gist-brocades est à l'œuvre, même le lecteur d'étiquettes le plus critique ne trouve pas toujours une mention imprimée suspecte. Car Gist-brocades est un spécialiste des auxiliaires high-tech de l'industrie alimentaire : les enzymes.

Les enzymes sont présentes dans l'estomac humain, où elles participent à la digestion. Elles sont à l'ouvrage dans les lessives, où elles éliminent la saleté. Et parce que les enzymes sont des agents véritablement miraculeux, l'industrie alimentaire a elle aussi recours à leurs services. Elles peuvent peler des oranges et en extraire le jus, aider à préparer des confitures industrielles, donner une belle croûte dorée aux petits pains du boulanger. Surtout, elles donnent accès à des sources d'arômes insoupçonnées. De plus en plus d'aliments sont produits, ainsi que transformés, à l'aide d'enzymes et de microorganismes.

La société allemande Röhm, spécialiste des enzymes au sein du groupe britannique Abitec sous la raison sociale AB Enzymes, est l'une des entreprises de pointe dans ce secteur en Europe. Elle propose une large gamme de préparations aux usages les plus divers : le « rohamalt » pour la préparation de bière légère, la « corolase » pour « attendrir la viande ». La « rohalase » est mystérieuse pour le profane : ce produit étonnamment polyvalent conserve son moelleux au massepain, mais sert aussi, selon le prospectus, à « doser de manière optimale la viscosité de la colle d'amidon destinée à la fabrication du papier ».

Les voies de la production alimentaire moderne sont tortueuses, les méthodes sont opaques pour le profane. L'utilisation d'enzymes pour la vinification semble déjà faire partie du quotidien, si l'on en croit cette entreprise : « De nos jours, les enzymes ont pris toute leur place dans les procédés écologiques. Elles sont utilisées tant pour améliorer la qualité que pour faire des économies. »

Mais le bordeaux, le barolo ou les mélanges bon marché de vins ont-ils tous, malgré leurs différences de prix, subi un traitement biochimique ? L'amateur n'en saura rien : la bouteille ne dit pas un mot de ces auxiliaires de l'ombre.

En tout cas, AB Enzymes recommande des produits comme le « rohapect VR-F » pour « résoudre les problèmes » de vinification, « clarifier les vins issus la pourriture noble », par exemple les « grands crus ». Les enzymes sont également utilisées pour améliorer le rendement du moût « afin d'obtenir davantage de vin de qualité ». Elles peuvent déployer leurs talents dans les domaines les plus divers : sur son site Internet, l'entreprise vante ses « enzymes spéciaux pour petits pains, jus, jeans & co. ».

La société Novo Nordisk, dont le siège central est à Kalundborg, à 120 kilomètres à l'ouest de Copenhague, est le numéro un mondial des enzymes pour lessives et denrées alimentaires. Grâce au génie génétique, elle peut fournir des enzymes sur mesure, secrétées par des champignons ou par des microorganismes spécialement créés à cet effet. Ainsi, l'enzyme « novoferm », obtenue à partir de la moisissure *Aspergillus niger*, sert à améliorer le goût du gewürztraminer, du chardonnay, du sylvaner, du müller-thurgau, du muscat, du sauvignon blanc. Entre autres.

Mais le fabricant d'enzymes réussit aussi à métamorphoser de manière surprenante des matières premières jusque-là inutilisables. Ainsi Novo Nordisk parvient, à l'aide d'une colle du nom de protamex, à faire un délicieux jambon à partir de déchets d'abattoirs, de couenne de porc et autres matières semblables. Les personnes conviées à le tester n'ont pas trouvé ce jambon si mauvais. « Il n'y avait plus qu'à convaincre les autorités que nous ne trompions pas les consommateurs sur la marchandise », déclare Egon Christensen, ancien chef de développement de l'entreprise d'abattage danoise Danish Crown. Depuis, le protamex a été mis sur le marché.

Un produit similaire est vendu par la société japonaise Ajinomoto, plus grand producteur mondial de glutamate. Sa colle s'appelle « transglutaminase », une enzyme qui permet de nouvelles innovations, parmi lesquelles un « steak recomposé » à partir de morceaux de viande. On serait tenté de baptiser ce produit « steak à la colle », mais le fabricant, lui, ne voit là rien d'anti-naturel. En tout cas, Novo Nordisk juge l'utilisation des enzymes « aussi naturelle que la nature elle-même ».

C'est aller un peu vite. Bien sûr, les enzymes sont naturelles, tout comme les moisissures et les bactéries du sol. Mais utiliser ce genre de créatures pour la production alimentaire est loin d'être naturel ; au contraire, cela n'est possible que grâce aux techniques les plus modernes.

De même que la nature n'est pas toujours sans danger (que l'on pense aux serpents venimeux, aux champignons vénéneux ou aux icebergs), modifier la finalité de produits naturels en les manipulant par des techniques de pointe n'est pas toujours sain (voir pages 143-154). Tout comme le lait, le soja et les noisettes peuvent provoquer des allergies, les produits naturels transformés ou les enzymes peuvent avoir des effets allergéniques cachés. Sans même parler des produits naturels tels que la gomme arabique qui pousse essentiellement au Soudan et au Sénégal et que l'industrie alimentaire utilise volontiers : elle sert par exemple de support aux arômes – mais n'apparaît jamais sur l'étiquette.

Le plus souvent, le consommateur ne sait rien des ingrédients que dissimulent les produits alimentaires : les alcools sont dispensés de fournir des listes d'ingrédients. Le boulanger n'est évidemment pas tenu d'indiquer les « services secrets » auxquels il a recours. Le boucher n'a pas à révéler le mélange d'arômes qu'il utilise pour son gyros à emporter. Les restaurants, qui servent de plus en plus des plats industriels, ne sont pas tenus d'en indiquer les ingrédients. Les cantines, les pizzerias qui livrent à domicile, même les cuisines des hôpitaux n'ont pas à révéler les ingrédients dont dépend le goût des plats. Et les spécialités industrielles prétendument « fait maison » se généralisent. De plus en plus de cantines se font livrer par des cuisines collectives, de plus en plus de restaurants se contentent de réchauffer des plats précuits : on appelle cela « convenience food », les « aliments de commodité ».

Ainsi, un menu peut se transformer en véritable énigme.

Quand on y lit « pasta Alfredo » ou « tagliatelles au jambon », on s'attend à une sauce au jambon et à la crème, mais, en réalité, il s'agit essentiellement d'eau, d'un tout petit peu de crème, de protéines végétales hydrolysées, de stabilisant E 472, d'antioxydant E 330, etc. – sans oublier bien évidemment « de l'arôme ». Le groupe culinaire danois Danish Prime fournit toute l'Allemagne en lasagne « bolognese », en steaks de bœuf haché, en steaks hachés au poivre – tous ces plats sont préparés en usine, exhausteurs de goût compris, et sont vendus au restaurant comme s'ils avaient été mitonnés avec amour par le chef.

Les produits artificiels titillent le palais incognito. Le bombardement par les arômes a commencé. L'offensive industrielle gagne du terrain en catimini. Les gastronomes perdent le contrôle de leurs repas et, de plus en plus, de leur poids. Ils finissent même par perdre le contrôle de leurs sensations. Il leur faut une dose de goût toujours plus forte, toujours plus épicée, toujours plus intense. Le consommateur, sans s'en rendre compte, développe une dépendance aux arômes.

Petite histoire du goût à travers les âges

La soupe était délicieuse pour le goût de l'époque. Pourtant, la recette nous paraît plutôt sommaire. Quant aux aromates, on peut dire qu'ils étaient savourés deux fois plutôt qu'une :

« Le pain est disposé dans une grande écuelle de bois avec un morceau de beurre ; on verse dessus de l'eau bouillante : la soupe est prête. Pour relever le tout, rien d'autre qu'une gousse d'ail et un oignon cru, que la cuisinière mâche avant d'en recracher de petits morceaux dans le brouet. » L'invité de passage trouva la soupe « excellente » ; il n'était probablement pas très difficile. On était en 1789, dans la campagne du sud-ouest de la France. Le style de cour ne s'était pas encore imposé, la cuisine paysanne était simple, comme partout dans le monde à l'époque.

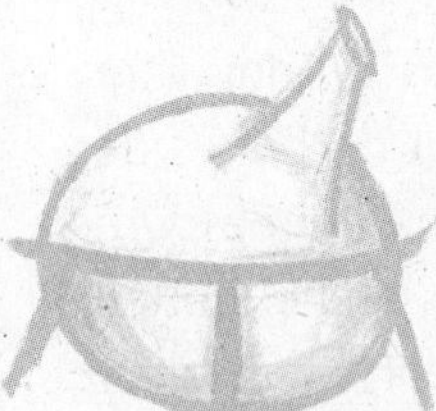

Au commencement était la nécessité de se nourrir

Au commencement était la bouillie. Parfois diluée en soupe, souvent visqueuse. L'homme primitif menait une vie proche de l'état de nature, et se nourrissait en conséquence. Ses outils, les techniques et les matières premières ne lui permettaient pas de composer des menus raffinés.

Les Romains, avant-garde de la civilisation, consommaient volontiers du « puls », un brouet d'épeautre, d'orge ou de millet cuit dans du lait. Pline l'Ancien faisait observer que le « plat national » des Germains était une purée faite d'orge, de froment, de seigle ou de millet ; plus au nord, elle se préparait plutôt avec de l'avoine. Aujourd'hui encore, les visiteurs rapportent que les Kel Ewey, une tribu touareg du nord du Sahel, consomment au petit-déjeuner un plat appelé « eghale », fait de millet, de fromage et de dattes, et le midi et le soir un genre de polenta nommée « ashin ». Pour les Masaï d'Afrique de l'Est, le bétail n'est pas une source de viande, mais de liquide : ils mélangent le sang des bêtes à du lait pour en faire une bouillie. Les bœufs, eux, ont le droit de survivre à la saignée jusqu'à la suivante.

Dans les milieux européens les plus favorisés, les repas étaient plus copieux, plus riches, plus diversifiés – mais pas plus subtils. Ainsi, une chronique de 1561 nous apprend que le comte de Derby et son épouse prenaient au petit-déjeuner trois miches de pain, un quart de bière, un quart de vin et un morceau de selle de bœuf ou de mouton cuit. Les jours de jeûne, deux morceaux de poisson salé, six harengs frits et marinés ou une assiette de sprats faisaient l'affaire.

La civilisation n'était pas encore très avancée, la modestie et la décence étaient aussi peu répandues que l'emploi de la fourchette et du couteau, comme l'a montré le sociologue Norbert Elias. Même les émotions n'en étaient encore qu'au début : le sentiment était changeant, fougueux, brut. Un accès de colère pouvait parfois pousser à assassiner un voisin de table. Dans cette société grossière dont les élites se retranchaient dans leurs forteresses pour se protéger contre les attaques des voisins, les plaisirs de la chère n'étaient pas plus raffinés.

Famine et surabondance alternaient ; les forces de la nature produisaient de manière désordonnée ; en l'absence de réfrigérateurs et de boîtes de conserves, les possibilités de lutter contre la pénurie étaient limitées : on mangeait ce qui était disponible. La « gourmandise » était un péché mortel, mais dès qu'ils avaient quelque chose à se mettre sous la dent, les gens s'y adonnaient quand même, sans retenue ni remords.

De même que les pauvres lapaient leur modeste bouillie, les classes plus élevées ingéraient des quantités incroyables les jours de ripaille. Mais à quoi ces repas ressemblaient-ils donc ? Un exemple : lors de l'intronisation de l'archevêque Nevill à York en 1465, un chroniqueur rapporte que les invités mangèrent 1 000 moutons, 2 000 porcs, 4 000 lapins, du poisson et des pièces de gibier par centaines, d'innombrables oiseaux, ainsi que 12 dauphins et même, ô surprise, des phoques.

Ne cherchons pas la moindre mise en scène du goût : l'ordre des plats ne suivait aucune logique.

Il est vrai qu'à l'époque, les animaux, qui n'étaient pas le produit d'une agriculture intensive, étaient sans doute plus petits. De plus, certains auteurs lâchaient la bride à leur imagination pour rendre hommage à leur évêque ou à d'autres seigneurs. Néanmoins, si l'on en croit l'historien anglais Stephen Mennell : « Malgré toutes les incertitudes, tout porte à croire qu'en de telles occasions, les quantités de nourriture englouties étaient phénoménales. »

En tout état de cause, de telles ripailles nous semblent bien singulières, avec leurs menus opulents, mais établis sans le moindre raffinement. En voici un exemple du XIVe siècle :

> 1er service : petits pâtés au foie de morue ou à la moelle de bœuf, anguille en soupe épaisse, gros morceaux de viande ou de poisson de mer bouillis ou rôtis.
> 2e service : rôti, poisson d'eau douce, consommé au lard, fricassée de poulet et de veau dans une sauce aux queues d'écrevisse et au lait d'amandes, chapon, pâté de dorade et d'anguille.
> 3e service : gelée de froment, venaison, lamproie, tartelettes à la crème, esturgeon et gelées.

Face à un tel fatras, Bernard de Clairvaux, moine et fondateur de cloîtres, disait déjà au Moyen Âge : « Lorsque l'on est rassasié du premier service et que l'on touche au deuxième, on dirait que l'on n'a encore rien pris du premier. »

Tout « se déroulait sens dessus dessous », affirme Eugen Droste, historien de l'art culinaire : « L'ordre des plats au Moyen Âge ne ressemble en rien à celui d'un menu moderne. »

On peut en dire autant des manières à table : vers la fin du XVIe siècle, Hans Jakob Christoffel von Grimmelshausen, observant des agapes, se détournait avec horreur : « Je vis alors les invités dévorer comme des truies, puis s'abreuver comme des vaches, se comporter comme des ânes et finalement vomir comme des chiens. »

Les mauvaises manières sont une chose, la composition bizarre et pas toujours très saine des repas en est une autre. Comme l'écrivait l'Anglais

Samuel Pegge en 1780 : « Ils semblent n'être aucunement conçus à l'avantage de ceux qui les consomment, mais plutôt pour leur nuire. Beaucoup de mets sont si fortement épicés et d'une composition si singulière que rien ne semble plus éloigné de leur intention que de contribuer à la bonne santé. »

Dans l'ensemble, tout laissait à désirer, les plats étaient souvent à moitié moisis, les dîneurs peu cultivés, et dans ce sens, les cuisiniers avaient le public qu'ils méritaient, comme l'affirmait en 1931 l'historien anglais W. E. Mead : « Les cuisiniers avaient la chance de travailler pour des hommes et des femmes qui ne savouraient rien et dont le palais était émoussé par les sauces fortes, les vins épicés, le poivre, la moutarde, le gingembre, le cubèbe, la cardamome et la cannelle dont étaient relevés les viandes et les fruits ; les plats étaient tellement méconnaissables qu'en les goûtant, le cuisinier lui-même n'aurait pas su dire quels en étaient les ingrédients. »

Les premiers signes de raffinement sont apparus dans le pays qui a apporté naguère aux tribus arriérées du nord des Alpes et d'outre-Atlantique les pâtes, le pesto, les tagliatelles et le tiramisu. C'est en effet dans les villes italiennes que, dès la fin du Moyen Âge, se sont développées les pratiques civilisées : le commerce, les arts et toutes sortes de choses destinées à durer, telles que les comptes bancaires, les ristournes et les agios. Au rebours du stéréotype dont ils seraient affligés plus tard, les Italiens de l'époque étaient mus par « le désir de mettre de l'ordre dans le désordre ancien », pour reprendre les mots de Stephen Mennell. Dans l'univers des commerçants, les rapports entre finance et raffinement gastronomique allaient bien au-delà des repas d'affaires : le commerce suppose en effet une maîtrise absolue des choses, une attitude intellectuelle favorable au raffinement du goût. Ainsi, le philosophe Hans Georg Gadamer disait que « la distinction sensorielle entre divers goûts » n'est pas « une simple pulsion, mais se tient déjà à mi-chemin entre la pulsion sensorielle et la liberté spirituelle. »

La liberté spirituelle, qui transcende le « besoin le plus urgent de la vie » (Gadamer), permet la liberté du jugement, du goût. Ainsi, la Renaissance fait-elle apparaître un lien stupéfiant : l'être humain, émancipé des contraintes imposées par Dieu, vendant des ballots de tissu et des fourrures pour ce qu'ils sont, et capable de faire la différence entre marchandises onéreuses et marchandises bon marché, est à même de saisir la qualité de ce qu'il mange. Il sait distinguer entre différentes variétés de mortadelle ou de massepain, utiliser ses sens pour éprouver la qualité d'un aliment, identifier le goût des divers plats et les servir dans un ordre précis.

C'est ainsi qu'a commencé la révolution du goût sans laquelle les plaisirs du palais n'auraient pas été possibles, ni la mise en scène du menu. Elle a établi un lien entre le caractère de chaque plat et l'expérience sensorielle, entre les légumes et le plaisir, entre les lasagnes au saumon et le ravissement des papilles. Or, c'est précisément ce lien qui, aujourd'hui, en ce début de siècle, à l'ère des arômes, est à nouveau en train de se dissiper, éliminé par l'industrie.

À l'époque, « la diversité des salades selon la saison », la « préparation des bouillons et des sauces », tout cela était nouveau. C'est avec un enthousiasme sans nuances que Michel de Montaigne accueillit le discours sur « la science du palais » que lui tint le cuisinier ramené en France par le cardinal Caraffa – le bien nommé –, discours prononcé « avec une mine si sérieuse que l'on eût dit qu'il me prêchait un dogme théologique », comme Montaigne le note avec amusement en 1595. Le cuisinier pérorait sur « la différence d'appétit » avant le repas et « entre le deuxième et le troisième service », sur « l'ordre des plats tels qu'ils se doivent succéder les uns aux autres », sur les plats dont un repas doit se composer, sur « ceux que l'on sert chaud et ceux que l'on apporte froids sur la table. »

Les Français ne tardèrent pas à rattraper leur retard avec le pionnier de l'utilisation des herbes potagères, le cuisinier François La Varenne (œuvre principale : *Le Cuisinier François*, 1651). Celui-ci créa un bouillon servant de base à 61 soupes et inventa le bœuf mode classique, mais commit un crime de lèse-gastronomie avec une « dinde aux framboises », allant jusqu'à écrire : « lorsqu'arrive la saison des framboises, on en déposera une poignée par dessus. » Car, en cette époque où la succession des plats venait tout juste d'être inventée, cet ajout de sucre à la viande passait pour une terrible rechute dans le chaos des repas médiévaux. Un contemporain qui signait L. S. R. taxa cette recette de « mauvais goût », « d'absurdité » et demanda : « Cela ne vous fait-il pas frémir ? »

Ce genre de mélanges était passé de mode. Au XVIIIe siècle, les plats servis à la cour étaient copieux et servis dans un ordre rigoureux. Voici un exemple classique donné par François Marin comme modèle de dîner pour huit personnes, composé « selon le goût nouveau » :

Premier service :
Un quartier de mouton en chevreuil
Deux hors-d'œuvre :
Un de filet de poularde en hatereau
Un de pieds d'agneau en rissoles

Second service :
Deux hors-d'œuvre :
Un de cuisses de poulets à l'oignon
Un de saucisse à la Sainte-Menehoult à l'oignon et anchois

Troisième service :
Deux hors-d'œuvre :
Un de filet de trois lapereaux aux morilles
Un de filet mignon, sauce à la bonne femme

Quatrième service :
Deux hors-d'œuvre :
Un de filet de mouton émincé aux concombres
Un d'ailerons de poularde à la hollandaise

Cinquième service :
Deux plats de rôts :
Un de pigeons aux œufs
Un de trois poulets à la reine
Une salade

Sixième service :
Trois entremets :
Un de pois
Un d'artichauts à l'huile à la glace
Un de hâtelletes de rognons de coq

Septième service :
Deux entremets :
Un de crêtes au vin
Un d'asperges

Huitième service :
Deux entremets :
Un de tartelettes de pâté d'amandes
Fraises et crème à la glace
Un de rôties au lard, frites à l'huile

Neuvième service :
Deux entremets :
Un de beignets aux petits œufs
Un de petits choux farcis

Dans la petite noblesse, le déroulement des repas était un peu plus simple, mais il y avait toujours de quoi faire bonne chère : au minimum trois services de plusieurs mets chacun. Et, dorénavant, le dessert arrivait toujours à la fin : assiettes de pâtisseries et de confiseries, coupes de fruits et de compotes, diverses préparations sucrées.

À terme, ce genre d'agapes ne pouvait pas perdurer. La Révolution française démocratisa le goût en réduisant la taille gargantuesque des menus. Et c'est alors que commença l'industrialisation du goût, dans les cercles les plus fortunés et dans la haute bourgeoisie, tout comme dans la classe ouvrière.

Les mœurs des classes supérieures s'infiltrèrent jusque dans la bourgeoisie, tout en s'adaptant à l'époque nouvelle. Le monde industriel fit également irruption à table, la rationalisation de la cuisine prit son essor. Le pionnier de cette cuisine entra en scène au XIXe siècle ; il s'appelait Georges Auguste Escoffier. Originaire de Provence, ce grand nom de la haute cuisine, associé avec un certain César Ritz, ouvrit des hôtels à Londres et sur la Côte d'Azur. Escoffier introduisit la division du travail dans la cuisine : le gardemanger prépare tout ce qui est froid, l'entremettier s'occupe des soupes et des légumes, le rôtisseur enfourne le rôti, le saucier touille les sauces et le pâtissier fait les gâteaux.

Le temps, c'est de l'argent : Escoffier loue le « service moderne et rapide ». En phase avec son époque, il regrette amèrement de ne pouvoir breveter son invention, la pêche Melba – en quoi l'historien Stephen Mennell lui donne raison, trouvant cette composition de glace à la vanille et de purée de framboises « d'un équilibre simplement génial ».

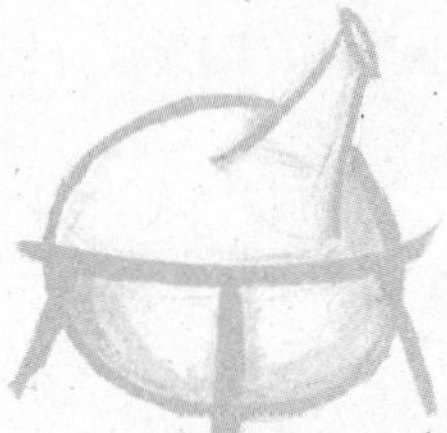

L'avènement du meilleur des mondes alimentaires

Le pionnier des desserts aurait peut-être dû mettre la pêche en conserve et créer une boîte aux formes frappantes – dans ce cas, son produit aurait certainement pu être protégé. C'est la voie pour laquelle opta un jeune Suisse, fils d'un immigré italien et d'une apprentie zurichoise. Pressentant une nouvelle tendance, il utilisa les miracles de la chimie pour la production alimentaire.

Il s'appelait Julius Maggi. En 1882, ce chimiste amateur expérimentait déjà des soupes en poudre, et, en 1886, il inventa la première soupe prête à servir. Mais il dut sa véritable réussite aux découvertes des professionnels. Ayant compris que l'acide chlorhydrique produit par l'estomac transforme la viande en une substance semblable à du bouillon, Maggi continua ses expériences et finit par inventer l'arôme Maggi, commercialisé dans une petite bouteille devenue célèbre, dont il fut, cette fois, le seul créateur, sans aide extérieure.

L'époque était propice à ce genre d'innovations. La classe ouvrière s'épuisait au travail dans les mines et les usines, même les femmes et les enfants devaient se tuer à la tâche. La situation alimentaire des plus pauvres était catastrophique. Ils n'avaient pas beaucoup d'argent et guère de temps pour cuisiner, alors même que leurs besoins nutritionnels étaient considérables.

À cette situation alimentaire totalement nouvelle répondit l'invention de nouveaux produits alimentaires : depuis 1862, Justus von Liebig, qui légua aussi au monde les engrais chimiques, alimentait les affamés en extrait de viande. En 1871, le Français Hippolyte Mège-Mouriès inventa la margarine ; en 1886, Carl Knorr produisit sa soupe lyophilisée ; en 1894, le Dr Rudolph Oetker inventa la levure chimique. À Holzminden, M. Haarmann créa la vanilline.

Les États-Unis ne furent pas en reste : en 1886, le pharmacien John Pemberton créa une boisson caféinée rafraîchissante, précurseur de ce soda brunâtre qui allait conquérir le monde. Peu après, d'autres innovations virent le jour, comme le chewing-gum et l'ananas en conserve, par exemple.

Dès lors, toutes les étoiles du nouveau firmament culinaire étaient en place. La « réclame », invention elle aussi récente, assura la diffusion massive du nouveau goût. Julius Maggi n'hésita pas à recourir aux services d'un professionnel, le poète Frank Wedekind, qui produisit aussitôt les vaillantes rimes suivantes :

« Même les petits enfants le savent :
La soupe n'est rien sans condiment.
C'est pourquoi Margoton la brave
Utilise le Maggi avec empressement. »

Ou encore :

« Mon père, mon père ! Sous les drapeaux il n'est pas question que je serve,
Car notre régiment ne connaît pas les soupes Maggi.
Mon fils, mon fils ! dès que tu seras dans l'infanterie,
On te servira comme partout du potage à la viande en conserve. »

La poésie a bien mérité de l'alimentation industrielle. Mieux : la version du poète est devenue la vraie. Les masses faméliques accueillirent avec enthousiasme les soupes instantanées et autres arômes Maggi : la chimie remplit l'estomac. Un jalon de l'industrialisation du goût était posé, le goût pouvait s'émanciper de la nature. Pour la première fois en effet, les chimistes avaient créé un goût dont il n'existait pas d'équivalent dans la nature. On fit même mieux : on s'inspira de la petite bouteille pour baptiser une plante innocente, la livèche, dont un des noms allemands est « plante Maggi » – parce que son goût lui ressemble.

On pardonnera à nos ancêtres, en ces temps d'optimisme industriel, d'avoir pensé qu'un goût artificiel devait nécessairement avoir sa correspondance, son origine dans la nature. Comme si un téléviseur ou une automobile avaient des équivalents naturels !

Dans l'univers des marchandises, la nature ne sert plus que de décor publicitaire. Car la « réclame » a progressé depuis Frank Wedekind : ce que l'on nous montre à la télévision est une sorte de fiction alimentaire (« food fiction »). Une fraise, une belle fraise rouge à croquer – fiction, vous dis-je. Puisque maintenant, on utilise ce que l'on appelle « des préparations aux fruits ».

Mais a-t-on jamais vu une « préparation aux fruits » à la télévision ? Ou du lait écrémé en poudre, de la poudre de petit-lait, voire un émulsifiant ? Quelqu'un a-t-il déjà vu un émulsifiant ? Tous ces produits se trouvent dans le chocolat « Lila Pause », mais, à la télévision, on ne voit que les Alpes. Comme s'il poussait des émulsifiants dans les alpages. Les Alpes ne servent qu'à symboliser un paysage paradisiaque pendant les quelques secondes que dure le conte de fée diffusé par la boîte à images. Le lait que l'on y voit, « le bon lait des Alpes », additionné « d'une bonne dose de crème », se trouve également dans le « chocolat Alpia », « au lait complet des Alpes ». Et la voix télévisée d'ajouter : « comme son nom l'indique ».

Bien entendu, tous les enfants de notre époque savent qu'il s'agit d'un conte de fée. Ils savent que les frontières entre le monde comestible et celui des personnages de fiction ont été levées. D'ailleurs, dès leur plus jeune âge, on leur donne à grignoter des « Happy Hippo Snacks » contenant, selon la publicité télévisée, « des noisettes hippofortes » et du « lait hippo ». Ce que Ferrero leur vend, c'est un conte à manger. D'ailleurs, Ferrero dépense un argent fou pour que les enfants croient à cette histoire d'hippopotame : dans le monde entier, le groupe chocolatier consacre plus de 600 millions de dollars (500 millions d'euros) en publicité, dont 130 millions d'euros en Italie, patrie du groupe, 94 millions en France et plus de 200 millions en Allemagne.

La série « Kinder » est la marque de chocolat qui rencontre le plus de succès. Ces millions dépensés pour la barre chocolatée, le chocolat Kinder et les Happy Hippo Snacks représentent une offensive gustative en règle visant les consommateurs les plus jeunes. Car les joyeuses créations hippopotamesques, comme l'a signalé la revue *Lebensmittelzeitung*, ont été « spécifiquement adaptées, grâce à des combinaisons d'arômes, aux préférences des plus jeunes. Ces produits sont beaucoup trop sucrés pour les adultes. Ferrero savait ce qu'il faisait. » Résultat : selon une étude de marché représentative, 48,1 % des enfants allemands de 6 à 9 ans consomment des Happy Hippo Snacks.

Le goût est devenu un instrument de marketing. Il n'a pas nécessairement de rapport avec le produit ni les matières premières, il a conquis son autonomie.

Mais il semble que la dose habituelle ne parvienne plus à satisfaire les consommateurs. Les gens en demandent toujours plus.

« Le client veut vivre une expérience gustative choc », déclare le chef de développement de Knorr. Les constats américains sont similaires. Dans une étude portant sur les « dix principales tendances », la revue américaine spécialisée *Food Technology* écrivait : « La plus importante de nos méga-tendances est la demande en aliments au goût prononcé. » Le triomphe de l'alimentation industrielle va de pair avec des saveurs de plus en plus intenses ; dans les années 1990, les offensives se sont brutalement intensifiées. Ainsi, les ventes de sauce Salsa ont été multipliées par deux entre 1991 et 1995 et ont atteint 488 millions de dollars. La consommation américaine d'épices a augmenté d'une livre par personne en dix ans. Tout à coup, les Américains se sont mis à assaisonner leurs aliments d'épices fortes telles que poivre rouge ou noir au point d'en consommer près de deux fois plus (+ 73 %) qu'il y a vingt ans. Il faut croire que les habitants de la plus grande puissance du monde ont désormais de la corne sur la langue.

La question du goût figure désormais en bonne place au pays du fast-food : dans le *New York Times*, la scientifique Barbara P. Klein de l'université de l'Illinois se demande : « Les arômes artificiels nous gâtent-ils le goût ? » Elle en est réduite à des conjectures : « Lorsque les gens ne mangent jamais ou presque jamais de framboises fraîches, ils ont une acceptation grandissante du goût artificiel auquel ils ont été toujours exposés. » Et d'ajouter : « Si on leur donne à choisir entre des fruits frais et des framboises artificielles, j'ai bien peur qu'ils ne préfèrent les artificielles, parce que leur goût est plus intense. »

Le besoin de doses toujours plus fortes s'est également répandu en Europe : une étude a montré que les jeunes de notre continent ne distinguent une saveur qu'après une stimulation 20 fois plus forte qu'il y a dix ans. Au milieu des années 1990, la part de sucre dans les gâteaux et le chocolat a dû être augmentée de 30 % afin que les consommateurs continuent d'en percevoir la saveur sucrée.

Le goût se forme dès l'enfance. Et si la nouvelle génération préfère les conserves aux framboises fraîches, toute une branche d'activité risque de disparaître : celle de la grande restauration. Les grands chefs ont relevé le défi : ils se rendent dans les écoles pour y présenter les arômes frais et sensibiliser les jeunes aux produits faits maison et à la gastronomie. L'industrie de la bouffe en conserve réplique à coups de milliards, finance des recherches sur les habitudes alimentaires des enfants, diffuse des spots publicitaires ciblés, et crée de toutes pièces des produits spécialement destinés aux enfants.

La lutte pour le contrôle des enfants a commencé.

L'enfant conditionné

Une toque de cuisinier sur la tête, tablier sur le ventre, les enfants restaient perplexes autour de l'énigme posée par un petit bouquet vert, aux tiges minces et à l'odeur un peu bizarre. C'est alors qu'une petite fille du beau nom de Zerga s'aventura à dire : « Est-ce du persil ? » C'était bien du persil. Depuis peu, jouer à découvrir un aromate fait partie des activités scolaires : une fois par an, des cuisiniers se rendent dans les écoles pour donner un « cours de goût », comme à Stuttgart, où Zerga s'est illustrée en donnant la bonne réponse. Les enfants doivent apprendre à faire la différence entre plusieurs goûts, par exemple entre le sucré et l'amer, et comparer les conserves aux aliments frais. Le résultat est assez ambivalent.

Dans une autre école, des enfants de 13 ans n'ont pas beaucoup apprécié les pêches fraîches : lors d'une dégustation en aveugle, quatre élèves sur cinq ont donné leur préférence aux pêches en conserve. Ailleurs, Anja, qui est en primaire, a pris un engagement à vie : elle a décidé de « ne plus jamais manger de champignons en boîte. » Car « les champignons frais ont bien meilleur goût et ne sont pas aussi aqueux. »

Une classe de Berlin accueillant deux tiers d'enfants turcs a même impressionné l'hebdomadaire *Die Zeit* par ses compétences culinaires : « Les élèves de cette classe ont su trouver le nom de la salicorne, une algue marine riche en sels minéraux. » Bravo. Qui en serait capable ? Ernst-Ulrich Schassberger, un des organisateurs, avance l'explication suivante : « Ils sont bien plus avancés sur le plan culturel, » dit-il des jeunes Turcs en précisant : « Chez eux, on cuisine encore avec des produits frais. »

Redécouvrir les produits frais, tel est l'objectif du cours, qu'Ernst-Ulrich Schassberger poursuit non sans intérêt personnel : il est président de l'Association des cuisiniers Eurotoques. Cette association, qui rassemble les cuisiniers les plus réputés au niveau international, a été fondée par l'Allemand Eckart Witzigmann et compte parmi ses membres le glorieux Paul Bocuse ou l'Italien Gualtiero Marchesi, auteur d'un plat magnifique, aux harmoniques légèrement métalliques : le risotto au safran doré à l'or fin.

Si l'on n'aime que les conserves, on ne sera guère fasciné par le risotto au safran. Si l'on n'aime que les soupes en sachet, on négligera peut-être la célèbre soupe aux truffes qui a valu la Légion d'honneur à Bocuse : une œuvre d'art au couvercle en pâte feuilletée coiffant un bouillon de poule d'une finesse exquise et agrémenté d'une bonne dose de truffes. Mais les artistes cuisiniers de toute l'Europe sont partis en guerre contre la cuisine artificielle et industrielle : l'offensive du goût a désormais lieu tous les ans en octobre dans des écoles françaises, allemandes, finlandaises, suisses, suédoises, portugaises et danoises. « Tout le monde s'abat comme des vautours sur le groupe cible des jeunes, » affirme Cordula Krüger, analyste de marché, qui a réalisé une étude sur ce sujet pour l'agence Lintas.

Car l'industrie mise elle aussi sur la jeune génération : c'est son avenir qui est en jeu, ainsi que de grosses sommes d'argent. L'argent de poche des enfants représente en effet des millions d'euros par mois, sans compter les milliards de leurs livrets d'épargne De plus, ils exercent une influence croissante sur la manière dont Papa et Maman dépensent leur argent, ce qui représente des milliards supplémentaires.

En Allemagne, selon une étude représentative réalisée en 2002 à la demande de plusieurs maisons d'édition, les enfants de 6 à 9 ans peuvent dépenser 20,4 milliards d'euros par an. Entre 2001 et 2003, leur revenu a augmenté de 24 %. En France, les jeunes de 11 à 14 ans reçoivent 10 euros par semaine. Les jeunes Européens les plus riches vivent dans les îles Britanniques : les jeunes de 10 à 13 ans gagnent près de 50 euros par mois – soit 18 euros de plus que la moyenne européenne.

En outre, nos chères têtes blondes ont une influence considérable sur le comportement d'achat de leurs parents : « Ce que les enfants veulent finit par se retrouver dans le congélateur », affirme le directeur de l'Institut allemand de l'industrie du surgelé. Les enfants sont du « big business », écrit la revue spécialisée américaine *Food Technology*, car ils font bouger un marché en pleine croissance. En France, ils contribuent aux décisions d'achat pour plus de 66 milliards d'euros. L'étude citée plus haut constate avec étonnement qu'ils achètent essentiellement des sucreries et des glaces, mais aussi des revues et des livres. Sur ce plan, les jeunes sont déjà très compétents et connaissent sur le bout des doigts les marques correspondantes : les enfants de 7 à 15 ans ont en mémoire 700 noms de marques, selon une étude réalisée par l'éditeur allemand Ehapa : « Avec ces connaissances très solides, affirme l'étude, les petits sont des conseillers très motivés qui aident leurs parents à planifier les achats quotidiens. » Six enfants sur dix parviennent à imposer la marque de leur choix – « et ravalent ainsi leurs mères au rang de "simples exécutantes". » Au chapitre des yaourts et des corn flakes, ils ont une voix particulièrement importante, comme le montre l'étude Kids Verbraucher (les enfants consommateurs) réalisée en 2002. « Même pour les nouilles et les saucisses, les chers petits ont déjà leur mot à dire », assure Olaf Hansen, de Ehapa.

Cette dépendance aux marques ne fait que croître : alors que, en 1988, 29 % seulement des enfants manifestaient des préférences pour une marque donnée, ce chiffre était de près de 58 % en 2002 – un résultat clairement dû à la publicité. Avec succès : selon la Kids-Analyse 2003, les enfants de 6 à 13 ans dépensent surtout leur argent en glaces et en sucreries, avec une prédilection pour les glaces Magnum, les barres Duplo, le chocolat Kinder, le Coca-Cola et le Fanta.

Mais les enfants refusent la nouveauté, ce qui a le don de contrarier les industriels de l'alimentation. Ils présentent des symptômes très marqués de « néophobie », écrivent les gens d'Ehapa, se fondant sur les observations du professeur néerlandais Egon P. Köster : celui-ci a établi que les enfants rejettent les aliments nouveaux « parce qu'ils sont potentiellement dangereux ». Réaction de défense très ancienne, peut-être même instinctive.

Bien entendu, il est possible d'influer légèrement sur cet état de choses. De ce point de vue, la maison d'édition Ehapa est bien placée, car c'est une filiale du groupe Egmont de Copenhague, qui se décrit lui-même comme « une entreprise médiatique leader ». Le groupe compte 110 filiales dans 27 pays et publie entre autres Mickey et Astérix, ce qui présente deux grands avantages : d'une part, cela fait beaucoup de pages à remplir avec des publicités. D'autre part, le groupe entre en contact avec les enfants relativement tôt, atout important pour lutter contre la « néophobie » tant redoutée. Car il semble que cette maladie ne soit pas incurable.

Grâce à la pédiatre canadienne Clara Davis, on sait que les très jeunes enfants choisissent ce qui leur fait du bien. Dans les années 1920, elle avait donné à des enfants de six à neuf mois le choix entre des pommes, des bananes, du poisson, et même des abats et de la moelle. Ils pouvaient également choisir leur boisson : eau, jus d'orange ou lait. Le résultat avait surpris : les enfants choisissaient instinctivement ce qui était bon pour leur santé, et compensaient même automatiquement les éventuelles carences. Un enfant sécrétant peu de sucs gastriques préférait les aliments acides, un autre souffrant de rachitisme consommait même de l'huile de foie de morue. Selon Clara Davis, cela donnait « des enfants rieurs, actifs et heureux ».

Sur la base d'études plus récentes, le professeur hollandais Köster est arrivé à des conclusions similaires : les enfants de 1 à 4 ans choisissent avec un instinct très sûr les aliments dont ils ont besoin. Ils arrêtent de manger lorsqu'ils ont absorbé assez de calories et n'ingèrent du sel qu'en quantités supportables.

Pourtant, des préférences durables apparaissent très tôt, si l'on en croit l'étude Ehapa : « Les aliments que mange le nourrisson orientent souvent les goûts ultérieurs de l'adolescent et de l'adulte. » D'autres études ont montré que les enfants nourris dès leur plus jeune âge avec des plats préparés contenant de la vanilline synthétique développaient ultérieurement une forte préférence pour cette saveur – quatre fois plus que les enfants allaités au lait maternel.

Voilà qui explique pourquoi les groupes industriels tentent de séduire les chers petits dès que possible. Même la revue de consommateurs *Öko-test*, qui a pourtant une image critique, ouvre ses pages aux publicités pour Alete et loue avec exaltation ses aliments industriels pour les tout-petits : « La nourriture en petits pots est commode et sûre », ajoutant : « Il ne faut pas avoir mauvaise conscience si on ne prépare pas soi-même les repas. » Ce qui n'empêche pas la revue de préciser, en caractères beaucoup plus petits, que selon l'avis de certains experts, « les menus tout préparés ne contiennent pas suffisamment de nutriments pour les petits». Le magazine *Eltern* regorge de publicités : pour la « crème de riz et de légumes au poulet bio », particulièrement en vogue, la « bouillie au lait Milubrei Stracciatella », les petits pots Alete « au lait et aux 5 céréales », ou les « Smacks » de Kellog's. Et même, pour les tout-petits, le « Nestlé Beba H.A. », un aliment « hypoallergénique, dès le premier biberon. »

Toutefois, en petits caractères, Nestlé conseille aux parents d'interroger leur médecin avant de donner ces aliments à leur bébé : « Si vous voulez utiliser une préparation pour nourrisson, parlez-en à votre pédiatre. »

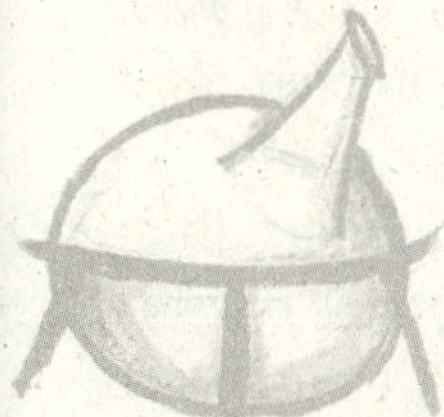

Les déboires d'un aliment «hypoallergénique»

Avec cette mention, le groupe espère éviter de nouveaux ennuis. En effet, lors de l'introduction sur le marché américain d'un lait maternisé hypoallergénique, on avait constaté des effets secondaires indésirables : des bébés avaient été pris de nausées ou de vomissements. Certains avaient eu des crises d'asthénie ou des coliques. En Europe, on avait même parlé de chocs allergiques.

Nestlé s'est défendu en affirmant que seul « un très, très petit nombre » de nourrissons était concerné. Mais ce problème ne cessait d'être signalé, comme dans cet article, paru en 1991 dans la célèbre revue médicale internationale *The Lancet*, relatant des cas d'éruptions cutanées (« eczéma atopique »). L'auteur relevait notamment un risque de « choc anaphylactique » mortel, provoqué par des traces d'agents allergéniques comme le lait de vache, le soja ou les noisettes, présents dans cet aliment prétendument « hypoallergénique ». En outre, des experts tels que le professeur Ulrich Wahn, allergologue à l'université Humboldt de Berlin, avaient affirmé que l'intérêt d'une alimentation anti-allergénique pour le développement à long terme de l'enfant était tout à fait « contesté ». En effet, des études récentes montrent qu'à partir de 7 ans, il n'y a plus de différences entre les enfants, qu'ils aient été ou non nourris en bas âge avec cette poudre industrielle.

Pure « polémique », affirme la revue *International Food Ingredients*, organe spécialisé des ingrédients industriels. Mais cette polémique a fait son effet : les mères des pays industrialisés se sont détournées du lait en poudre, « la demande de produits préparés a basculé au profit du Tiers Monde ». Au fond, tant mieux, ajoute la revue : après tout, les régions les plus importantes par le nombre d'enfants sont la Chine et l'Inde. L'Europe, elle, compte « relativement peu ». Et à l'échelle mondiale, « malgré la polémique continuelle » dans les pays en développement, la tendance est clairement « à l'accroissement de l'alimentation en petits pots ». En Afrique et en Amérique du Nord et du Sud, selon une étude de l'Organisation Mondiale de la Santé (OMS), les deux tiers des nourrissons sont déjà nourris avec des aliments préparés. À Trinité, ce sont même 80 % des bébés qui sont concernés.

Les producteurs ne peuvent que s'en réjouir, même si leurs ennuis ne sont pas finis pour autant : début 1997, l'Unicef ainsi qu'un groupe d'églises et d'organisations caritatives britanniques ont mis en cause les fabricants de lait en poudre, parmi lesquels Nestlé, le suédois Gerber, le danois Milco et le groupe néerlandais Milupa-Mutter Nutritia : en faisant la promotion de leurs produits dans les pays en développement, ils auraient occulté les avantages du lait maternel.

Une étude avait fait apparaître que, dans des pays tels que le Bangladesh, la Pologne, la Thaïlande ou l'Afrique du Sud, Nestlé et les autres producteurs de lait maternisé orientaient leurs efforts publicitaires de manière à dissuader les femmes d'allaiter. Des employés de ces entreprises auraient même cherché à contacter directement les mères dans les dispensaires pour leur vendre leur poudre. Autant de violations caractérisées du code de conduite de l'OMS, adopté en 1981.

L'OMS encourage l'allaitement maternel depuis longtemps : selon diverses études, les enfants nourris au sein souffrent plus rarement d'allergies, de diabète, voire d'athérosclérose que les enfants nourris au biberon ; ils seraient même plus intelligents. En outre, dans le Tiers Monde, les aliments prêts à l'emploi peuvent devenir pathogènes lorsqu'ils sont mélangés à de l'eau souillée. Les nourrissons nourris au lait maternisé souffrent plus souvent de diarrhées, de maladies des voies respiratoires, de sous-alimentation, de carences en vitamine A. C'est pourquoi l'Unicef s'est prononcée devant la commission des droits de l'enfant de l'ONU en faveur de l'interdiction de la publicité pour le lait en poudre.

Certes, une interdiction serait peut-être exagérée. Après tout, on ne peut pas reprocher aux producteurs d'aliments pour nourrissons de ne pas insister sur les mérites du lait maternel, un produit concurrent des leurs. En outre, si l'allaitement maternel rendait vraiment plus intelligent, la prochaine génération serait totalement immunisée contre les publicités qui visent à remplacer le lait maternel, gratuit et excellent pour la santé, par un succédané onéreux et de moins bonne qualité…

D'autre part, il serait non seulement malveillant, mais même illogique de sous-entendre que les fabricants de lait en poudre tels que Nestlé négligent le bien-être de leurs petits consommateurs, au point de se soucier comme d'une guigne d'un choc allergique mortel ou de l'ingestion d'eau empoisonnée. En effet, l'industrie a tout intérêt à accompagner, nourrir et soigner constamment les enfants, et si possible tout au long de leur vie.

D'ailleurs, l'industrie prend résolument le parti des enfants et s'efforce de concevoir des produits adaptés. Car les enfants sont confrontés de plus en plus tôt au monde des marchandises. Aux États-Unis, des enfants âgés de 4 ans à peine font déjà leurs courses seuls. Pour quatre petits Américains sur cinq, le supermarché est un lieu de socialisation décisif : c'est là qu'ils sont confrontés pour la première fois aux produits commerciaux. Et que trouvent-ils ? Rien que des choses pour les grands. C'est du moins ce dont se plaint la revue *Food Technology* : « Seule une part relativement faible des produits alimentaires est spécialement conçue et préparée pour les enfants. » Aux États-Unis, seulement 650 produits alimentaires pour les enfants ont été mis en vente ces dernières années : « Il y a donc beaucoup de place pour de nouveaux produits. »

D'autant qu'il est très facile de s'adresser aux enfants : à une époque où beaucoup de familles sont monoparentales, le père ou la mère qui s'occupe seul(e) des enfants cède plus facilement aux souhaits de sa progéniture. Et lorsque des « parents démissionnaires laissent aux enfants le soin de prendre les décisions d'achat au supermarché » (*Food Technology*), les stratèges du marketing peuvent s'adresser directement à eux.

Pour s'y préparer, les publicitaires se sont déjà plongés dans l'univers des petits. Et c'est un univers parfois brutal. Les parents et les pédagogues ont beau se plaindre des vidéos meurtrières et de la violence dans les cours d'écoles, les publicitaires, eux, se rangent résolument aux côtés des enfants. Lorsqu'il s'agit par exemple de séduire les garçonnets, il est recommandé de faire appel à des héros violents, à des ninjas brutales, à des paquets de muscles, à Terminator. « Les jeunes aiment la violence », constate l'experte anglaise Jane Mathews[1] dans un article intitulé « Comment cibler les jeunes par une publicité efficace ». Selon elle, les garçons « sont fascinés par la destruction, les super-héros, les monstres, les véhicules et les armes ». Cette prédilection pour les armes doit être mise à profit dans la publicité, conseille-t-elle aux producteurs de barres chocolatées et autres snacks, soupes pour enfants ou yaourts : « N'hésitez pas à développer des produits qui flattent ce penchant – l'agressivité qui s'en dégage plaît aux enfants. »

Bien sûr, la publicité ne poursuit aucun mobile idéologique, pas plus que pédagogique. Elle se contente de sonder exactement la réalité du groupe cible, sans scrupules ni états d'âme. De même, la santé des enfants n'est pas un critère approprié pour les campagnes de relations publiques. L'opinion courante selon laquelle les parents devraient se soucier de donner à leurs enfants des goûters sains est contestée par les experts de l'industrie alimentaire. Car leur métier consiste à écouler la marchandise auprès des enfants. Et un enfant normal se soucie de sa santé comme de sa première chemise. « Malgré l'intérêt des parents pour une alimentation saine », la revue américaine *Food Technology* conseille aux industriels de « faire preuve de retenue et ne pas rendre les produits trop sains ». Les producteurs ne se le sont pas fait dire deux fois.

La fondation *Warentest* (association allemande de défense des consommateurs) a conclu que les yaourts pour enfants et autres produits laitiers ne sont pas très bons pour la santé : « trop sucrés, trop gras, trop aromatisés ». Et les nouveaux plats préparés pour enfants, soupes, nouilles au jambon ou autres raviolis, ne sont pas non plus tout à fait recommandables : ils ne devraient « figurer au menu que dans des cas exceptionnels », conseille la

1. Jane Mathews : How to Make Effective Advertising Aimed at Children. In : Glen Smith : *Children's Marketing Innovation*. Chapman & Hall, 1997.

revue *Test*. Pour éviter les déséquilibres nutritionnels, il conviendrait en tout cas de compléter ces repas.

Toutefois, les plats instantanés ne sont pas nocifs en soi, souligne la revue : « Nous n'avons rien trouvé qui nuise à la santé. » Garçons et filles ne souffriront donc ni de crampes d'estomac, ni d'éruptions cutanées. Mais ils consommeront trop de sel et trop peu de nutriments. Même les petits pots destinés aux bébés d'un an et demi à 3 ans contiennent trop peu de substances énergétiques, de protéines et de glucides par rapport aux recommandations des nutritionnistes.

La fondation est donc sceptique envers ces produits – qui ne sont même pas bon marché : « Les plus jeunes ne jurent plus que par la nourriture industrielle et les marques spéciales ; c'est une société qui ne reconnaît plus la valeur des aliments naturels. L'emballage brouille la frontière entre le contenu nutritif réel et le monde irréel des personnages de contes et de bandes dessinées. » Et cela prépare les futurs consommateurs aux ingrédients qu'ils espéreront trouver dans leurs plats préparés : « À goût similaire, les ingrédients [des plats pour enfants] (y compris les exhausteurs de goût et les arômes) sont quasiment identiques à ceux des soupes en sachet pour adultes. » En 2003, un numéro spécial de *Test* lançait cette mise en garde : « De nombreux plats préparés habituent les enfants, dès leur plus jeune âge, à un goût uniformisé. »

Cela n'empêche pas ces produits d'avoir beaucoup de succès : selon une enquête de l'Institut allemand de recherche sur l'alimentation des enfants, près de 80 % des parents achètent des petits pots industriels ou des produits alimentaires pour enfants, et ce, souvent à la demande de leur progéniture. Et 36 % d'entre eux estiment même que c'est « particulièrement bon pour les enfants ». « Mickey part-il à la chasse aux enfants ? » se demande la revue *Test*.

Au vu de la consommation massive de tels produits, la revue ajoute que, même si ces derniers ne sont pas gravement nocifs pour la santé, « il n'est pas étonnant d'observer déjà chez des enfants des facteurs de risque de maladies cardiovasculaires : excès de poids, hypertension artérielle, taux de lipide sanguin excessif. »

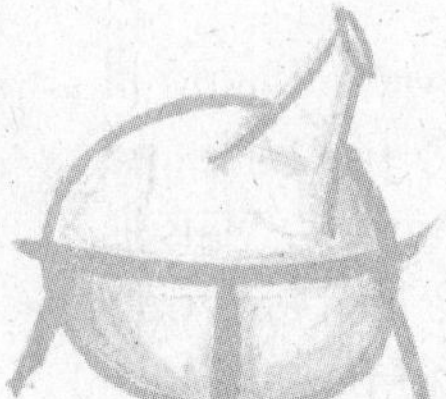

La santé des enfants victime des arômes

Les premiers signes sont déjà là. De nombreux enfants sont manifestement des facteurs de risque ambulants : ils deviennent de plus en plus gros et « de plus en plus amorphes ». En 1995 déjà, les statisticiens de l'Institut central des caisses maladie de Cologne avaient fait une constatation effarante sur des enfants de 13 ans de la région de Hambourg : un garçon sur quatre et une fille sur cinq souffraient d'allergies ou d'asthme, et près de 20 % des enfants souffraient d'obésité. Une étude de la polyclinique universitaire de Munich portant sur 5 000 enfants a donné des résultats similaires : 13 % des enfants de 6 à 10 ans présentaient une forte surcharge pondérale, ce qui concorde avec d'autres résultats obtenus à Stuttgart au début de 1997.

En 2002, 20 % des enfants étaient considérés comme obèses, et la presse signalait un phénomène tout à fait nouveau : des cas de diabète sénile chez des enfants. En Angleterre, le diabète est responsable de 9 % des dépenses de santé, une situation qui ne pourra qu'empirer si le diabète de type II se répand chez les enfants.

Pourtant, ce n'est pas l'obésité qui provoque le diabète, comme on le prétend toujours : dans le Pacifique, où l'on déplore le plus fort taux de diabète du monde, les gens ont toujours été gros – mais les maladies de la civilisation telles que le diabète ne sont apparues qu'après l'importation des soupes prêtes à l'emploi de Nestlé ou des boissons non alcoolisées de Coca-Cola. Le diabète, déclare l'expert australien Paul Zimmet, est une conséquence de la « cocacolonisation » du monde.

Aux États-Unis, où les enfants sont obèses et ne connaissent que l'alimentation industrielle, on a découvert dès 1990 qu'un enfant de moins de 5 ans sur trois présentait déjà des dépôts sur les parois des vaisseaux sanguins.

Dans le monde entier, les maladies frappent de plus en plus tôt : le taux de cholestérol, qui de l'avis général peut indiquer un risque cardiaque, atteint partout un niveau élevé. En Allemagne, on a découvert que les collégiens ont un taux de choléstérol de 175 mg par décilitre, supérieur à celui des enfants américains du même âge (150 mg). Selon une étude de l'Organisation Mondiale de la Santé publiée en 1996, le taux des écoliers de 11 à 19 ans en Malaisie est, depuis quelques années déjà, aussi élevé que chez les Finlandais du même âge : 189 mg.

Les enfants de la mondialisation se ressemblent. Ils jouent aux mêmes jeux vidéo, ils regardent les mêmes clips musicaux, ils achètent les mêmes produits alimentaires. Ils s'habillent de la même manière. Ils sont en passe d'aimer le même goût mondialisé.

Bien sûr, la résistance s'organise. En Italie, l'alimentation industrielle se heurte à de nombreux détracteurs. Le pays arrive en toute dernière position européenne pour la consommation d'aliments artificiellement aromatisés. En Afrique, la pauvreté suffit souvent pour écarter la tentation. Dans le monde arabe, des voix s'élèvent pour protester contre la domination de la civilisation occidentale. En Asie, les gouvernants essayent d'ériger des digues contre la télévision par satellite et les libertés occidentales.

Cependant, l'industrie alimentaire témoigne certains égards pour les habitudes régionales et s'efforce de produire « sur mesure ». De même que le modiste Hugo Boss resserre son costume deux-pièces pour l'adapter à la petite taille des clients asiatiques, de même les vendeurs de goût concoctent leurs mélanges chimiques en fonction des préférences locales. « Food is local », comme on dit chez Nestlé. Mais les produits chimiques, comme les tissus de chez Boss, sont partout les mêmes.

Les stratèges de la publicité alimentaire se rebiffent contre le préjugé selon lequel les produits distribués dans le monde entier seraient mauvais pour la santé, et selon lequel la publicité encouragerait les enfants à adopter une mauvaise hygiène de vie. Le professeur T. P. Barwise, expert en marketing de la London Business School, assure par exemple : « Les produits alimentaires et les boissons dont on fait la publicité dans les émissions pour enfants ne sont pas dangereux en ce sens. Bien entendu, il serait malsain de s'alimenter exclusivement, mettons, de chocolat. Tout comme il serait malsain de ne rien manger d'autre que des lentilles. »

Bien sûr, le professeur a raison. À ceci près qu'il n'existe pas de réclame pour les lentilles à l'échelle mondiale. La publicité pour les lentilles est absente au cinéma comme à la télévision. On ne trouve pas de lentilles dans toutes les stations-service, dans tous les kiosques à journaux, dans toutes les filiales de McDonald's à Londres, Moscou, Paris ou Berlin.

En revanche, on trouve partout du Coca-Cola, du Pepsi-Cola, de l'Afri-Cola. Et, manifestement, certaines personnes n'ingèrent pratiquement que ça. C'est du moins ce que révélait déjà l'agence de presse dpa, début 1997 :

> « Le Coca-Cola serait responsable de cas d'ostéoporose chez les enfants.
> Munich : 8 janvier (dpa). Un nombre croissant d'enfants sont soignés pour ostéoporose. Cette maladie est due à des carences alimentaires graves. Les boissons appréciées des enfants, comme le Coca-Cola et la limonade, sont de véritables « voleurs de calcium », au détriment du tissu osseux. La plus jeune victime d'ostéoporose connue est un enfant de 11 ans. Il se nourrissait principalement de gâteaux et de sodas, et cela a fragilisé ses os au point de provoquer des fractures à la moindre occasion. »

Jutta Semler, experte en maladies osseuses, attribue ce phénomène au phosphore présent dans ce genre de boissons. Les sucreries, le cacao et le chocolat, en particulier, contiennent de grandes quantités de phosphore, ce qui « fragilise les os » lorsque leur consommation va de pair avec un apport insuffisant de calcium.

Depuis, de nombreuses études, aux États-Unis notamment, ont confirmé le risque présenté par les sodas. Lorsque la consommation de ce genre de boissons se transforme en « dépendance », la faiblesse osseuse qui en découle « devient un facteur déterminant », avertit le professeur Franz Jakob en 2003, dans un numéro spécial de la revue *Test*.

Si le Coca-Cola fragilise les os et peut donc avoir des effets secondaires dangereux, les mères inquiètes pourraient vouloir qu'une mention figure sur l'étiquette, comme c'est le cas avec les médicaments : « Pour connaître les risques et les effets secondaires, consultez votre médecin ou votre chimiste habituel. »

Mais une telle exigence serait difficile à faire respecter. Car le domaine des étiquettes est du ressort exclusif d'une unique instance mondiale. Elle a son siège à Rome, se réunit un peu partout dans le monde – et accueille essentiellement les producteurs de sodas et autres produits alimentaires.

L'impuissance des autorités de contrôle

Gregory D. Orriss est un monsieur affable et un homme engagé. Il prend très au sérieux la sécurité alimentaire et le droit des consommateurs. Pendant des années, il a occupé un poste clé au cœur des instances où se prennent des décisions d'une importance capitale pour les consommateurs du monde entier. À l'époque, M. Orriss avait un bureau à Rome, tout près du Colisée. Mais il ne voyait pas plus cet édifice antique que les magnifiques jardins du Palatin, ni les collines verdoyantes ou les villas romaines toutes proches. Il ne voyait que des montagnes de papier qui s'empilaient sur son bureau, et quand il jetait parfois un coup d'œil au dehors, son regard n'allait pas au-delà de l'affreuse cour intérieure d'un immense complexe de bureaux situé entre les thermes de Caracalla et le cirque Maxime.

M. Orriss travaillait pour la FAO, l'organisation des Nations Unies pour l'agriculture et l'alimentation, où il s'occupait de l'étiquetage des produits alimentaires, des résidus toxiques et des additifs, des aliments pour bébés et des aliments diététiques. Les réglementations qui voient le jour dans son département sont bien plus importantes que tout ce qui peut être conçu à Berlin, Paris, Berne ou Bruxelles en matière alimentaire. Car les règles édictées à Rome s'appliquent à 151 pays, de l'Alaska à la Terre de Feu, de Paris à Hammamet, de Pékin à Bourg-en-Bresse.

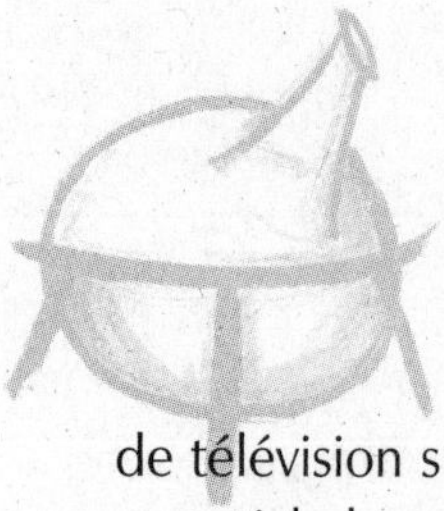

La sécurité alimentaire abandonnée à la morale du marché

Le public ignore tout du pouvoir de ce service. Les caméras de télévision s'y montrent rarement, et rares sont les journaux qui publient un article lorsqu'il édicte de nouvelles règles ou que les délégués nationaux se rencontrent quelque part dans le monde pour une séance de la commission du « Codex alimentarius ». D'ailleurs, les médias n'auraient rien à relater : les réunions du Codex se déroulent généralement à huis clos.

Malgré ce nom de « Codex alimentarius » qui lui donne un petit air de Rome antique, cette commission n'est pas aussi ancienne qu'on pourrait le croire : elle n'existe que depuis 1962. Ses services sont chargés de fixer des normes valables dans le monde entier pour tout ce qui concerne l'alimentation : aliments génétiquement modifiés et produits biologiques, jus de fruits ordinaires et margarine, soupes et volaille, corn flakes, sucre, chocolat ou fromage. Entre autres. Les membres du Codex adoptent des directives d'hygiène, fixent des valeurs limites pour les substances toxiques dans les légumes et pour les résidus de médicaments dans la viande, réglementent l'irradiation radioactive des épices et étudient les risques sanitaires tels que les allergies d'origine alimentaire. Et décident de ce qui doit figurer sur l'étiquette.

Autrefois, les décisions du Codex n'étaient pas contraignantes. Mais l'importance de la commission n'a cessé de croître, et subrepticement, le Codex est devenu la plus importante instance mondiale en matière alimentaire. Depuis que le GATT, l'accord sur le commerce mondial, a libéralisé les échanges de marchandises entre les pays et les continents et que l'Organisation Mondiale du Commerce (OMC) est chargée de régler les conflits, les seules règles du Codex s'appliquent de facto. Car à l'ère du libre-échange mondialisé, aucun pays ne peut s'opposer à l'importation d'un jus d'orange, d'une boîte d'ananas en conserve ou d'un bœuf surgelé au prétexte que ces produits présentent des valeurs toxiques trop élevées au regard des normes nationales en vigueur, ou qu'une étiquette induit le consommateur en erreur. Ainsi, la commission du Codex alimentarius est devenue en quelque sorte le gouvernement mondial informel en matière alimentaire. Ses « recommandations », qui remplissent d'énormes classeurs et des manuels entiers, deviennent quasiment des décrets mondiaux. De longues listes d'additifs et d'ingrédients, de volumineux rapports de réunions d'experts attestent du zèle des participants au Codex.

L'industrie alimentaire a pris acte de cette nouvelle donne : « Le rôle croissant du Codex est extrêmement important », écrivait dès mars 1996 la revue américaine *Food Technology*. L'Institute of Food Technologists (IFT), association de lobbying des industriels, s'est fait accréditer auprès de la commission en tant qu'organisation non gouvernementale, aux côtés d'ONG comme Caritas. La devise du lobby est : « Going global ». Le consommateur, lui, ne sait rien de ces évolutions, il est resté sur la touche. Pourtant, un simple yaourt aux fruits est un produit si complexe qu'il nécessite des réglementations sophistiquées dont le contenu et le contrôle pourraient bien l'intéresser. La société productrice n'est pas, comme jadis, une laiterie locale, mais un groupe alimentaire international ; les ingrédients proviennent du monde entier et sont produits par des groupes pharmaceutiques et agroalimentaires internationaux ; ils sont ensuite mélangés par des chimistes et des techniciens selon des recettes dont la compréhension nécessite plusieurs années d'études universitaires. Il en va de même pour les jus de fruits, les pizzas surgelées, les rouleaux de printemps à réchauffer, la glace à la banane ou le riz au lait.

Il est demandé au consommateur de fermer les yeux et de déguster ces produits à l'aveuglette, en faisant confiance à la morale du marché. Car, à part elle, personne ne contrôle ces produits complexes. Les autorités nationales, en tout cas, ont capitulé depuis longtemps.

La confiance du consommateur dans la rigueur des contrôles nationaux a été ébranlée par les réponses du Docteur Karl Evers, chimiste au ministère allemand de la Santé. Un journaliste lui demandait si quelqu'un possédait encore une maîtrise sur les nombreux produits modernes qui atterrissent sur nos tables :

Question : « Le consommateur n'a donc aucune possibilité de savoir exactement ce qu'il absorbe ? »
Evers : « Si cela touche le secret de fabrication, non. »
Question : « Qu'en est-il des produits alimentaires nouveaux qui arrivent sur le marché – est-ce que l'on fait totalement confiance aux contrôles internes du fabricant, dans l'attente des prélèvements effectués par les contrôleurs alimentaires ? »
Evers : « Dans son propre intérêt, le fabricant doit veiller à ce que son produit soit conforme aux réglementations, sous peine de s'exposer à des poursuites. De plus, le commerce veille à la qualité des produits, et n'oublions pas non plus le rôle de la concurrence. C'est elle le meilleur contrôle, comme le disent lapidairement les contrôleurs alimentaires. »

Mais beaucoup de consommateurs croient encore que l'État a la situation bien en main. Les industriels confortent eux-mêmes ce point de vue en se défaussant volontiers sur les pouvoirs publics, par exemple pour les questions relatives à la contamination chimique par des additifs. Ainsi, le groupe alimentaire Nestlé assurait à une secrétaire zurichoise dont le chef consommait tous les midis une soupe instantanée : « Il va de soi que nous n'utilisons que des additifs approuvés par l'office fédéral de la Santé publique. » Les additifs utilisés sont donc « absolument inoffensifs, même en cas de consommation régulière et fréquente » ; après tout, ils ont été soumis à « des tests toxicologiques très soigneux et à des études approfondies ». Aujourd'hui, ce genre de réponse met hors d'eux certains fonctionnaires responsables de la sécurité alimentaire. Ils savent pertinemment que si les aliments industriels contenant des produits chimiques arrivent sur le marché d'une manière parfaitement légale, ils ne sont pas nécessairement bons pour la santé.

« Le risque zéro n'existe pas », déclare Martin Brügger, responsable des additifs à l'office fédéral suisse de la Santé publique. Il s'insurge quand on veut faire de son office le garant de la sécurité : « On ne peut quand même pas se décharger de toute responsabilité sur l'État. La protection de la santé commence toujours au niveau individuel. » Chacun doit donc veiller à ne rien consommer de nocif.

Mais ce n'est pas toujours simple. En effet, tout le monde n'est pas un expert de l'alimentation industrielle et de ses conséquences potentielles pour la santé. Parfois, les experts eux-mêmes sont débordés. Car le risque

que la complexité des processus de production puisse favoriser les manipulations frauduleuses s'accroît. C'est en tout cas l'avis de Theodore P. Labuza, un scientifique américain : « Un problème relativement important découlant des progrès technologiques est celui des dérives éthiques, en l'occurrence la cupidité. Par exemple, une entreprise qui fabrique du jus de pomme ou d'orange falsifié et le vend comme si c'était du vrai », écrit-il dans la revue *Food Technology*.

Les extraordinaires méthodes d'aromatisation dont on dispose aujourd'hui sont très tentantes : alors que les producteurs respectueux de la loi produisent du jus avec une certaine quantité de fruits, les fraudeurs tentent de s'en passer totalement. « Ce n'est pas un problème majeur », déclare Allen Mathys de l'association américaine de la transformation alimentaire, « mais il est récurrent et c'est contrariant. »

Les États-Unis ont connu en 1988 une affaire qui a fait des vagues, car elle impliquait le géant alimentaire suisse Nestlé. La filiale de Nestlé Beech-Nut, deuxième fabricant de produits pour bébés aux États-Unis, avait vendu pendant des années un jus de pomme spécialement destiné aux nourrissons portant un label « jus 100 % de fruits », alors qu'il s'agissait en réalité d'un mélange d'ingrédients synthétiques, donc d'un « cocktail chimique 100 % frauduleux », comme le qualifièrent les experts après que l'escroquerie fut dévoilée.

Il faut dire que la filiale de Nestlé était elle-même victime d'un fournisseur malhonnête qui vendait le concentré de jus de pomme 20 % moins cher que la concurrence. Sur la base des déclarations d'un employé de Beech-Nut, une délégation de la filiale se rendit chez son fournisseur qui lui montra l'entrepôt, mais lui refusa l'accès à l'unité de production du concentré. Plus tard, il s'avéra que l'usine visitée n'était qu'une infime partie d'un conglomérat d'entreprises impliquées dans l'escroquerie et qui s'étendait d'un bout à l'autre des États-Unis, incluant tout un réseau de revendeurs, de courtiers et de fabricants d'additifs.

Devant les tribunaux, le président de Beech-Nut assura n'avoir personnellement rien su de ces procédés. Il se pourrait qu'il ait dit vrai. Mais l'employé qui avait révélé l'escroquerie a été renvoyé, d'après la revue *Business*

Week. Ses supérieurs ont affirmé, entre autres, que son jugement était « teinté de naïveté et d'idéaux étrangers à la pratique ». Lors du procès, on demanda à cet expert honnête s'il était vraiment naïf. « Je pense que oui, répondit-il, je croyais que le jus de pomme devait être fabriqué à partir de pommes. »

Est-il besoin de le dire, une telle attitude n'est guère en phase avec notre époque. Il y a longtemps que la production alimentaire s'est détachée de ses matières premières – souvent avec la bénédiction du gouvernement alimentaire mondial, la commission du Codex alimentarius. C'est ainsi que le langage des poètes des étiquettes a pu devenir un code secret mondial. Par exemple pour les sciures de bois : depuis longtemps, le Codex alimentarius autorise que, en réponse à la pénurie de fraises, on charge des copeaux de bois australiens de produire un arôme de fraise.

À l'annexe 1 du volume XIV du Codex alimentarius, on lit, sous le titre « Exigences générales imposées aux arômes naturels » : « Les arômes naturels ou les substances aromatiques naturelles » sont des substances obtenues par des procédés « physiques, microbiologiques ou enzymatiques » à partir de matériaux « d'origine végétale ou animale ». Rien ne s'oppose donc à utiliser des copeaux de bois pour obtenir de l'arôme de fraise – ni des restes de poisson pour obtenir de l'arôme de volaille, comme on le fait couramment. Après tout, qui oserait prétendre que les arbres et les poissons ne font pas partie de la nature ?

M. Orriss, l'aimable chef du bureau du Codex à Rome, affirme ne rien savoir de ces nouvelles méthodes, et on le croit volontiers. Il serait d'ailleurs étonnant qu'un participant aux réunions du Codex se vante haut et fort d'appliquer de semblables astuces. Car si de telles solutions à la pénurie de fraises venaient à être interdites, l'industrie devrait rayer ses compositions à base de copeaux de la liste des arômes « naturels ». Et ce n'est certainement pas dans ce but qu'elle envoie à grands frais ses délégués assister aux réunions.

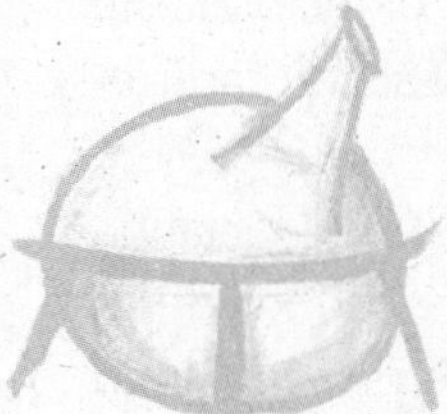

L'élaboration de la réglementation sous influence des industriels

Dans les faits, seuls les représentants des États membres ont droit de vote aux réunions du Codex. Mais ils peuvent bien sûr se faire assister par des experts. Et comme les experts travaillent souvent pour Coca-Cola, Nestlé, Hoffmann-La Roche, ces entreprises se retrouvent régulièrement aux réunions.

Et comme l'influence des techniciens spécialisés s'exerce déjà depuis des dizaines d'années, les règles mondiales relatives à ce que nous mangeons sont fortement influencées par les intérêts des industriels.

Souvent, les experts sont même majoritaires dans les délégations, comme le montre une statistique dressée par une organisation de consommateurs britannique : de 1989 à 1991, les réunions des commissions spécialisées ont rassemblé 2 578 délégués, dont seulement 26 venaient d'organisations de défense de l'environnement ou des consommateurs. Au total, 105 États étaient représentés, contre 108 entreprises transnationales.

Ainsi, l'industrie a envoyé au comité sur les additifs alimentaires et les contaminants près de deux fois plus de délégués que l'ensemble des gouvernements de l'Union européenne.

Les années suivantes, rien n'a changé. La 21e session de la commission du Codex alimentarius du 3 au 8 juillet 1995, par exemple, était consacrée entre autres aux produits diététiques. La liste des participants remplit quarante pages du procès-verbal. L'Allemagne avait envoyé cinq représentants gouvernementaux, mais aussi cinq délégués de la branche intéressée : un de Coca-Cola, un de Südzucker, un de l'industrie laitière, un de l'Association des produits diététiques et un lobbyiste de l'Union pour le droit alimentaire et l'alimentation, proche de l'industrie. La délégation suisse avait aussi une composition mixte : une dame du gouvernement et une de Nestlé, un monsieur du gouvernement et un de Hoffmann-La Roche.

Lors de la session de mai 2003, à Ottawa au Canada, consacrée à l'étiquetage des produits alimentaires, la liste des participants comptait 211 noms. Trente-cinq pays avaient envoyé des délégations, 63 participants au moins venaient d'entreprises et de groupes de pression, dont six du mouvement bio mondial. L'Association internationale des bananes était représentée, tout comme la communauté internationale des surgelés, l'Association internationale des boissons non alcoolisées et la Guilde internationale des exhausteurs de goût, qui avait même envoyé deux émissaires du plus grand groupe mondial de glutamate, Ajinomoto.

Au même titre que les deux représentants de Greenpeace et la poignée des cinq justes de l'association de consommateurs Consumer International, beaucoup de représentants de l'industrie étaient accrédités en tant qu'organisations non gouvernementales (ONG). Mais quelques lobbyistes avaient quand même réussi à trouver place dans une délégation officielle : chez les Canadiens, c'étaient un employé de Kraft et un de Monsanto, chez les Suisses un employé de La Roche, et dans la délégation française M. Jean-François Molle, de la multinationale du yaourt Danone !

Pour un peu, le consommateur en retirerait l'impression que l'industrie exerce une influence dominante sur les règles mondiales.

Les représentants des gouvernements s'en rendent d'ailleurs compte. Cela ne « donne pas une bonne image », déclare le coordonnateur du gouvernement allemand. Mais il ne faut pas croire que le Codex prend nécessairement des décisions favorables à l'industrie : « Ce sont les représentants des gouvernements qui ont le dernier mot. » Bien sûr, les associations de consommateurs peuvent elles aussi s'exprimer. Elles aussi s'intéressent au Codex – dans la mesure où leurs ressources le leur permettent : « Nous nous efforçons de suivre les travaux », déclare Gerd Spelsberg, représentant une de ces associations. Mais, face à l'ampleur des frais de voyage et à l'avalanche de documents, il « est pratiquement impossible » d'exercer une véritable influence quand on ne dispose pas du personnel suffisant. En outre, comme les caisses de l'État sont presque vides, la défense des consommateurs n'est pas une priorité essentielle : les subventions aux associations ne cessent de diminuer. Celles-ci n'ont clairement pas les moyens d'exercer des pressions massives : en Allemagne, les dépenses de publicité atteignent environ 30 milliards d'euros par an, quand le budget cumulé des associations de consommateurs est d'à peine 100 millions d'euros. Avec 5,5 millions d'euros, le budget annuel de Consumers International, l'association mondiale, est à peu près équivalent au budget requis par le lancement publicitaire d'un seul article sur le marché français. Et le budget total des 250 associations européennes égale à peine le budget publicitaire de McDonald's. Mais c'est surtout dans les pays en développement que les consommateurs sont sans défense face aux attaques médiatiques des colosses de l'alimentation.

Ainsi, une délégation d'associations de consommateurs et de défense de l'environnement du Bangladesh, du Pakistan, d'Inde, du Sri Lanka et du Népal – précisément les régions où l'industrie alimentaire voit ses plus belles perspectives de croissance – s'est-elle plainte lors d'une réunion mondiale à Rome : « Nous exigeons qu'il soit interdit aux représentants des groupes alimentaires transnationaux de fixer des normes internationales aussi basses que celles qu'ils ont réussi à faire accepter dans le passé. »

Voilà qui chagrine M. Orriss, le fonctionnaire de la FAO. Il pense que les consommateurs devraient faire entendre leurs voix lors des grandes décisions du Codex. En bon Canadien, cet homme se considère comme un pionnier de la défense des consommateurs. Dans un document, il écrivait : « La prise en compte du consommateur est un droit démocratique », qui améliore la compréhension des évolutions légales et techniques et donc la qualité des produits. Selon lui, si les consommateurs font entendre leur voix pour définir les règles et les normes applicables à leurs menus quotidiens, « cela accroît la sécurité alimentaire ».

Après de longues années à Rome, M. Orriss est rentré dans sa patrie, où il a pris la tête d'une agence gouvernementale de sécurité alimentaire et de défense des consommateurs. Il a aussitôt lancé une série d'initiatives, visant notamment à améliorer l'étiquetage. Il a également incité les consommateurs à participer aux processus de décision.

Une représentation plus solide des consommateurs dans les instances internationales augmenterait sans doute les chances de mettre en œuvre bon nombre de prescriptions d'experts pleins de bonne volonté. Car, en fait, ces instances ont souvent les meilleures intentions du monde pour protéger les consommateurs et leur santé.

Ainsi, à Rome en août 1956, une conférence conjointe de l'Organisation Mondiale de la Santé et de la FAO s'est penchée sur une substance appelée « jaune de beurre. » Les experts avaient été effrayés par les effets nocifs de ce produit chimique, dont le nom technique est 4-diméthylaminoazobenzol. Ce produit, censé donner à la margarine et au beurre une belle coloration jaune, était apparemment cancérigène. En 1937 déjà, une étude japonaise avait révélé qu'il pouvait provoquer des cancers du foie chez les rats. Des expériences sur l'animal réalisées en Allemagne de 1938 à 1951 avaient montré que cet effet cancérigène se manifestait de manière totalement irréversible, et que les doses successives s'additionnaient au cours de la vie. Enfin, plus surprenant, les études avaient montré que la prise répétée de faibles doses était sensiblement plus dangereuse que l'ingestion d'un petit nombre de doses plus fortes.

Ces constatations avaient choqué les experts : la « particularité de substances toxiques » telles que le jaune de beurre vient de ce que « même les petites doses sont particulièrement dangereuses en cas d'ingestion pendant une longue durée, par exemple depuis le plus jeune âge ». Or, c'était précisément le cas « des additifs alimentaires ».

La conférence réclama donc à l'unanimité que les « additifs alimentaires intentionnels » soient « interdits par principe ». « Un additif alimentaire ne peut être autorisé, proclamèrent les participants, que si des preuves scientifiques suffisantes attestent que son utilisation est sans danger pour le consommateur. » À l'issue de sa session du 3 au 10 décembre 1956 à Rome, le comité conjoint prit donc la décision suivante :

> « Le comité estime que le contrôle légal des additifs alimentaires doit reposer sur le principe de la "liste autorisée". Cette procédure évite efficacement l'addition de substances nouvelles aux produits alimentaires tant qu'une base suffisante pour juger de l'absence de risques pour la santé ne peut être garantie. La protection de la santé publique est impossible si les fabricants ont le droit d'utiliser des substances nouvelles avant que des études suffisantes aient apporté la preuve de leur compatibilité avec cet usage. La méthode contraire de la "liste

d'interdictions" pourrait faire planer un danger considérable sur la collectivité, puisqu'elle peut permettre l'utilisation d'un additif nocif pendant plusieurs années jusqu'à ce que l'accumulation de preuves suffisantes justifie de l'inscrire sur la liste des interdictions. »[2]

Belles paroles, vœux pieux exprimés dans les idylliques années 1950.

Des règles aussi strictes étaient évidemment inapplicables. Le progrès fulgurant de la technologie alimentaire aurait été impossible si chaque additif avait nécessité des études préalables approfondies. Dans le domaine du goût, au cœur de l'alimentation moderne, des hordes de scientifiques auraient été occupées à administrer, des années durant, des milliers de substances à des rats innocents et à observer leurs réactions. Or, on sait bien que le corps humain réagit différemment. Si, pendant des années, les laiteries industrielles avaient été dans l'impossibilité de vendre du fromage blanc à la banane simplement parce que l'arôme artificiel correspondant faisait défaut, si les fabricants avaient dû se donner à nouveau le mal de planter des fraises, de les récolter, de les laver, de les essuyer, de les couper, c'est toute une économie qui aurait été paralysée durablement. Il n'y avait d'ailleurs aucune raison de redouter des risques quelconques pour la santé, car rien de tel n'avait été rapporté jusque-là. (Seuls des esprits chagrins auraient pu rétorquer que, dans les années 1950, personne n'avait encore consommé de substances de synthèse.)

Aujourd'hui, le nombre croissant d'arômes incite de nombreux experts à exiger que soit enfin vérifiée l'innocuité de produits que les citoyens consomment quotidiennement. Ainsi, il y a déjà plusieurs années que le Comité scientifique de l'alimentation humaine de l'Union européenne « est d'avis qu'une évaluation de l'innocuité des arômes devrait être entreprise ». De même, la Commission européenne a réclamé dès la fin 1993 que les substances aromatisantes courantes fassent l'objet d'un « suivi permanent ».

Mais le lobby a rapidement contre-attaqué, protestant « contre une évaluation toxicologique exagérée des substances aromatisantes ». Néanmoins,

---

2. Protection contre les risques encourus par la santé par les suites des additifs alimentaires. Rapport sur le développement international, conférences de Rome en 1956 et d'Ascona en 1957.

au début du nouveau millénaire, l'Union européenne a commencé à étudier les substances concernées. De l'avis des scientifiques, la plupart sont totalement inoffensives. Mais pas toutes, comme l'a montré une étude du Conseil de l'Europe, où un comité d'experts tente depuis des années de voir clair à travers la jungle des arômes. Selon cette étude, sur 2 176 agents aromatisants connus, 391 ont une innocuité prouvée. En revanche, 180 substances aromatiques sont considérées comme douteuses au point qu'on en déconseille l'utilisation. Certaines, par exemple les allyalcoolesters, sont soupçonnées de provoquer des cancers ou d'endommager les chromosomes.

Les contrôleurs d'arômes, qui savent bien que personne ne consomme les arômes par tonnes, ajoutent : « Contrairement à d'autres substances ajoutées aux produits alimentaires, les agents aromatisants sont généralement utilisés en petites quantités. Mais cela ne suffit pas pour garantir que leur utilisation ne représente aucun danger pour la santé publique. »

En 1999, la Commission européenne a enfin publié un catalogue des 2 700 substances aromatiques existantes et a commencé leur évaluation sanitaire. Voilà un progrès louable. En revanche, on peut se demander si c'est une victoire des consommateurs sur le front du goût.

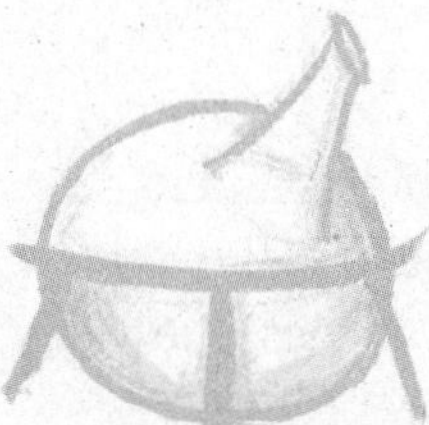

Les états incapables de protéger les consommateurs

Car la manière dont sont créées les saveurs artificielles reste un secret bien gardé. En effet, les 2 700 substances en question servent en permanence à créer des mélanges nouveaux que l'étiquette nomme sobrement « arômes ». Ainsi, la *Süddeutsche Zeitung* a interrogé le docteur Karl Evers, chimiste chargé de ce genre d'additifs pour le compte du gouvernement allemand.

> « Connaissez-vous quelqu'un capable de dire ce qui se cache derrière la mention "arôme" figurant sur l'étiquette du Coca-Cola ? »

Réponse de M. Evers, représentant de l'État :

« Non. C'est un secret industriel. Dans le domaine alimentaire, on utilise à l'heure actuelle environ 6 000 arômes. Quant à savoir quels sont ceux qu'un fabricant met dans son produit, c'est son affaire. »

Hélas, M. Evers a raison sur ce point. De plus, rien n'empêche un fabricant peu scrupuleux d'utiliser un goût artificiel sans l'indiquer sur l'étiquette. Ou d'injecter illégalement un peu d'arôme dans les rares produits où c'est réellement interdit, comme l'eau-de-vie. Le plus souvent, la puissance publique manque de moyens pour détecter ces agissements.

Pourtant, une fois, les contrôleurs du Bade-Wurtemberg ont été plus chanceux, mais ils ont dû commencer par distiller leur propre eau-de-vie de framboise pour prouver qu'un producteur avait relevé son eau-de-vie avec de l'alcool prohibé. C'est ainsi qu'ils ont pu établir qu'une véritable eau-de-vie de framboise présente un profil chimique différent de celui d'une eau-de-vie assaisonnée d'une petite goutte de Holzminden.

Même les méthodes d'analyse les plus modernes ne permettent pas de déverser une soupe en sachet ou une purée de pommes de terre déshydratée dans un appareil pour en faire apparaître les ingrédients sur un écran. Les chimistes doivent rechercher un par un les composants supposés – ce qui est certes possible, mais extrêmement fastidieux quand on connaît le nombre de cocktails d'arômes existant et les milliers de matières premières utilisées.

« Une telle analyse est d'une difficulté folle », déclare un chimiste du ministère de l'Environnement, à Stuttgart. « Du fait de sa situation financière, l'industrie possède de tout autres moyens que les contrôleurs. Nous sommes toujours un peu à la traîne », affirme un autre fonctionnaire.

Même les experts des services européens chargés de la protection des consommateurs déclarent ne pas être en mesure de percer à jour les combines des fraudeurs du goût. Werner Grunow, un toxicologue qui a travaillé pendant des dizaines d'années pour le compte des autorités allemandes et européennes, se plaint : « J'ignore quels sont les arômes réellement utilisés. Les recettes, personne ne les connaît. » Bien sûr, un certain contrôle relativement efficace serait possible, par exemple en faisant appel à des laboratoires officiels spécialisés et à des chimistes compétents, au fait des techniques alimentaires industrielles.

Mais cela serait très onéreux et exigerait beaucoup de personnel, sans forcément recueillir beaucoup de louanges. Si le journal annonçait : « On a découvert du 2-trans-4-cis-7-cis-tridécatriénal dans le bouillon de poule », cela provoquerait un tollé de la part des industriels sans pour autant susciter l'approbation des consommateurs. Cette molécule est l'une des substances potentiellement dangereuses pour la santé et figure, au Conseil de l'Europe, sur la liste des substances qui devraient faire l'objet d'un examen approfondi. Elle n'est pas interdite pour autant.

Les contrôleurs vivent encore dans le monde d'hier : ils recherchent des atteintes simples et caractérisées à l'ordre public et aux bonnes mœurs. Exemple classique : la souris que, chaque année, des bataillons de fonctionnaires semblent rechercher. Des contrôleurs allemands l'ont découverte un jour dans des haricots en conserve. Plus tard, c'est la famille Seiler, de Fougerolles, dans l'est de la France, qui fit la une des journaux : elle aussi était tombée sur un rongeur dans une boîte de conserves.

Plus les découvertes sont pittoresques et plus elles sont appréciées. C'est ainsi que les agences de presse dpa et Associated Press rapportèrent un contrôle fructueux, qui nous éclaire sur les recherches laborieuses dont les contrôleurs sont parfois capables. L'affaire impliquait un diplomate africain et son en-cas singulier :

> « La palme revient à une découverte faite à l'aéroport de Francfort : des contrôleurs ont découvert 30 singes desséchés dans deux attachés-cases ouverts par hasard. Selon un expert, le diplomate zaïrois a expliqué que ces animaux étaient destinés à sa consommation privée. Malgré des protestations vigoureuses, cet homme a dû accepter la confiscation de ses singes et leur destruction sans indemnisation. Il a dû poursuivre son voyage privé de son en-cas. »

Cet exemple prouve que les pouvoirs publics sont tout à fait capables de prendre des mesures énergiques, même pour des choses apparemment aussi anodines que l'en-cas d'un diplomate.

Ce genre d'annonce montre au public qu'il n'a pas à s'inquiéter du contenu de son assiette. Les violations les plus graves sont réprimées. Ainsi, les contrôleurs du land de Bade-Wurtemberg, en Allemagne, ont découvert, lors de tests sur les kebabs turcs, trop de graisse, un caillou dans le pain et, sous trois boules de glace, un « sous-locataire peu appétissant », à savoir « un cafard mort de froid ». On voit bien que les brigades héroïques ne reculent pas devant les missions les plus répugnantes.

En revanche, les ravages causés par la confusion du goût, les escroqueries perpétrées grâce aux substances chimiques, les tromperies dont sont victimes les consommateurs restent impunis, alors que ces agissements ont sans doute bien plus d'impact sur la santé humaine. Mais la culture du goût ne passe pas pour menacée, son importance pour la santé n'est pas encore reconnue. Aujourd'hui, les autorités tiennent les arômes à l'œil, mais elles ne voient pas les conséquences des supercheries dont ils sont les agents. Et elles laissent le champ libre à l'intervention des chimistes dans un nombre croissant de domaines, invitant ces illusionnistes à poursuivre leurs manipulations. En s'attaquant, par exemple, à de pauvres petites saucisses qui ne faisaient de mal à personne.

Le goût dévoyé ou la légalisation sournoise de procédés interdits

Comme elles semblent tendres et innocentes, ces saucisses suspendues deux par deux. La porte de verre se referme, les voyants s'allument. Le traitement peut commencer, il suffit d'appuyer sur un bouton : « douche », « séchage », « fumée 1 », « fumée 2 ». On se croirait dans une installation de lavage automatique de voitures. Après douze minutes de douche, les saucisses ont à nouveau le droit de prendre l'air.

« Cette méthode est en plein boom », déclare le vendeur des appareils de la marque Scansmoke, grands comme des réfrigérateurs. Théoriquement, l'Allemagne interdit les procédés consistant à vaporiser de la fumée liquide sur les saucisses, au lieu de les suspendre dans un fumoir. Malgré cela, les affaires sont florissantes, car beaucoup de ceux qui se sont laissés tenter par la douche à saucisses ont également reçu un formulaire tout prêt destiné aux autorités compétentes : « Demande d'autorisation exceptionnelle d'utilisation d'arômes de fumée Scansmoke ou de fumée liquide Scansmoke ». Les autorités n'étudient pas les demandes dans le détail : « Ce n'est qu'une formalité », déclare la fonctionnaire devant laquelle défilent les demandes et les autorisations – plus de 1 000 au total, selon sa propre estimation. Généralement, aucune contrainte n'est imposée aux bouchers-doucheurs, si ce n'est peut-être d'éviter de mentionner le procédé dans leur publicité, sur les étals ou sur l'étiquette, et de respecter les autres lois en vigueur. Car, dans les faits, ce procédé est toujours interdit. Mais comme il sera tôt ou tard autorisé dans l'ensemble de l'Union européenne, les autorités allemandes ferment déjà les yeux.

Si toute cette paperasserie est nécessaire, c'est parce que les amateurs de saucisses tiennent à un goût qui, à bien y regarder, appartient au passé. Jadis, le goût fumé résultait des méthodes de conservation des saucisses, du jambon, des truites, du saumon, etc. Désormais, une saucisse industrielle Herta se conserve aussi longtemps dans le réfrigérateur que dans le fumoir du paysan. Grâce à la chaîne du froid, le saumon d'élevage norvégien atteint les villages les plus reculés des Alpes. Plus besoin de le fumer. Plus besoin non plus de percevoir le goût de fumé qui l'accompagne.

Pourtant, les consommateurs recherchent toujours ce goût. Le jambon fumé passe pour particulièrement raffiné, le saumon fumé est un régal pour les connaisseurs. Or, ces produits sont chers, en raison de leur procédé de production complexe. C'est pourquoi des producteurs futés ont eu l'idée de remplacer purement et simplement le fumage par une douche – ce qui ne les empêche pas de vendre quand même leurs pseudo-produits assez cher.

Le goût ainsi vaporisé sur les produits est un fantôme. C'est une expérience virtuelle qui ne correspond à aucune réalité : le « saumon fumé » n'a pas été fumé, il ne se conserve pas plus longtemps, il a un goût de fumé, c'est tout. La sensation gustative s'est déconnectée de son origine – à l'insu du gourmet qui continue de croire que fumé veut dire fumé.

Pourtant, il y a longtemps que d'énormes usines brûlent du bois ou mélangent divers produits chimiques pour produire un goût de fumé. D'énormes camions-citernes transportent la fumée liquide comme du fioul domestique.

Le premier fabricant mondial – selon ses dires – de fumée liquide « all natural » est la société Hickory Specialties, implantée dans l'État américain du Tennessee. Cette société est issue du « business du charbon de bois » et vend encore aujourd'hui des briquettes, des copeaux et de la sciure. Mais, depuis, elle est aussi passée à la « production de masse » de fumée liquide. C'est un créneau florissant : aux États-Unis, selon Hickory, sept producteurs industriels de produits carnés sur dix utilisent de la fumée liquide.

Le client ne doit s'apercevoir de rien. Citons le prospectus de Hickory : « Grâce aux possibilités d'utilisation pratiquement illimitées de la fumée liquide, des millions de consommateurs jouissent déjà des avantages de la fumée de bois dans une vaste gamme de produits. Bon nombre de ceux-ci, tels que jambons fumés, saumon, fromage ou amandes, présentent un goût fumé prononcé. Très souvent, la fumée liquide est également utilisée en petites quantités ou avec d'autres ingrédients pour produire une saveur particulière dont la parenté avec le goût de fumé n'est pas facile à percevoir. Par exemple, la fumée liquide est employée dans de nombreuses sauces, soupes, conserves de légumes, mélanges d'épices et condiments, ainsi que dans toute une série de snacks. On la trouve également dans l'alimentation des animaux de compagnie et le fourrage du bétail. »

Ainsi, sans le savoir, l'homme se retrouve-t-il en étroite communion gustative avec l'animal.

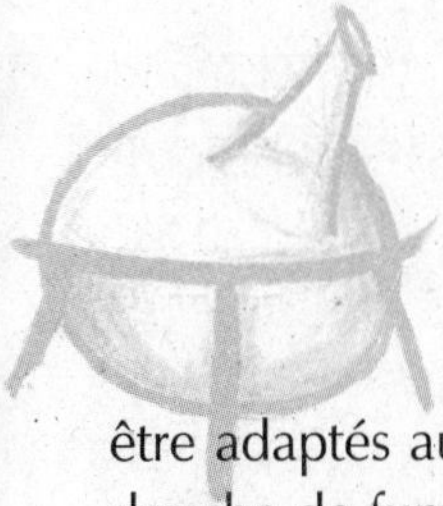

Une technologie commode pour contourner la loi

Les procédés de production de la fumée liquide peuvent être adaptés aux différents aliments. Hickory recommande par exemple la douche de fumée « Smok-A-Matic », où les saucisses parcourent une chaîne de douchage entièrement automatisée en acier inoxydable.

« Une douche d'une durée de 30 à 90 secondes est recommandée », affirmait une spécialiste canadienne de la fumée liquide devant des experts internationaux réunis à Paris : « La durée de la douche et l'application de fumée peuvent être adaptées à la coloration souhaitée. » Le seul inconvénient, « le seul véritable inconvénient » du procédé, selon elle, est que l'industrie canadienne est tenue d'apposer sur l'étiquette la mention « Smoke Flavour Added », « arôme de fumée ajouté ». La branche n'est pas friande de ce genre de mentions susceptibles d'attirer l'attention du consommateur sur le fait que le produit ne résulte pas d'un traitement traditionnel, comme il se l'imagine naïvement.

Les fabricants signalent d'ailleurs une astuce subtile qui permet de contourner cette obligation. Ainsi, Patrick Moeller, cadre supérieur chez Hickory, recommande d'utiliser son bouillon de fumée liquide comme succédané de colorant pour des opérations dites « clean label », sorte d'actions « étiquette propre », comme les spécialistes appellent ces tentatives de faire disparaître toute mention d'additifs sur les étiquettes. Ces agissements clandestins, quoiqu'en marge de la légalité, sont rendus possibles par des lacunes dans la législation, qui ne fait pas obligation d'indiquer tous les additifs. Il suffit d'une série de petites modifications apportées au procédé de fabrication pour que les additifs de fumée s'envolent – tout en donnant au produit un certain « eye-appeal » (dixit Moeller), c'est-à-dire un aspect croustillant et une couleur brune alléchante. Voici comment cela se passe, selon Moeller : « Si vous n'appliquez l'additif qu'en surface et que vous chauffez ensuite le tout pendant la cuisson, l'additif fait alors partie du procédé de fabrication et n'est plus un additif. » L'étiquette reste « propre ». Et hop, le tour est joué.

C'est bien ce qui compte pour les producteurs : personne ne doit remarquer comment ils s'y prennent, ni à quels artifices, à quelles substances synthétiques, à quels produits chimiques ils ont recours.

En effet, les produits carnés d'aujourd'hui doivent être obtenus par les méthodes les plus modernes et les moins chères, sans que le consommateur ne perde sa foi enfantine dans les délices paysans, artisanaux et si possible faits maison.

Bien entendu, l'amateur de saucisses ou de jambon n'a pas assez d'imagination pour concevoir l'existence de telles méthodes. La société hollandaise Loders Croklaan, qui exploite une usine de fumage près de Nimègue, recommande par exemple sa fumée liquide « Unismoke » non seulement pour ses formidables qualités aromatisantes et colorantes, mais aussi parce qu'elle durcit légèrement les saucisses grâce à certaines réactions chimiques : « Les aldéhydes présents dans Unismoke forment des liaisons avec les protéines du collagène et entourent la saucisse d'une pellicule stable. » Ô joies de la cosmétique !

Grâce aux nouvelles marques de fumée, les fabricants de produits carnés disposent d'arômes de fumée sur mesure. La société américaine Red Arrow, l'un des leaders mondiaux de cette branche, propose une « gamme complète d'arômes naturels de fumée de bois ». Ses lignes SmokEz LFB et SmokEz LFB Supreme sont évidemment « 100 % naturelles » et s'enorgueillissent d'un « profil de goût fumé amélioré ». De plus, elles sont « idéales pour les installations de fumage en continu », ou, pour être plus précis, pour les « installations de rinçage par fumée liquide ».

Les lignes SmokEz Oil TM et SmokEz Oil H Double Potency semblent plus adaptées à une utilisation incognito : « Elles ne développent aucune couleur de fumée, ni en utilisation externe, ni en ajout direct. » « Excellents anti-oxydants naturels », ce sont « des arômes de fumée efficaces dans les produits carnés, les conserves de poissons, les snacks, les succédanés de viande, les plats aux haricots, les sauces de salades, etc. » Voilà une gamme réellement polyvalente, qui sait non seulement rester discrète, mais qui résiste aussi aux traitements industriels : « Leur utilisation est recommandée dans les tambours et les mélangeurs. »

Quitte à jouer avec le feu, autant élargir le champ d'application de ces fragrances de fumée : Red Arrow propose des « arômes liquides de grill » pour des produits tels que Spare Ribs ou Chicken Wings, mais aussi pour des snacks, ou des sauces. Les brouets d'arômes sont fournis en jerricanes, en fûts ou en conteneurs de 1 000 litres ; ils sont particulièrement stables et « résistent à des alternances de congélation / décongélation sans perte de goût ».

Les coûts considérables des douches, bains, machines d'injection et mélangeurs de produits chimiques sont rentables. En premier lieu, ces installations contribuent évidemment à protéger l'environnement, comme s'empressent de le souligner les fabricants, car contrairement aux fumoirs, elles ne laissent pratiquement pas échapper de fumée à l'extérieur : « Sinon, ce serait notre entreprise qui partirait en fumée », déclare un représentant de la filiale allemande de Red Arrow.

Néanmoins, il n'est peut-être pas très écologique de transporter dans le monde entier des tonnes de fumée liquide depuis l'usine centrale du Wisconsin, par exemple à destination de la fabrique de soupes Campbell dans le New Jersey, qui mélange ce succédané de fumée à ses soupes aux haricots et au lard (dont les étiquettes annoncent en majuscules : Natural Smoke Flavoring Added). Des centaines d'entreprise européennes comptent aussi parmi les clients de Red Arrow, mais elles ne sont pas tenues de l'indiquer en aussi grands caractères sur l'étiquette.

Tous ces bains et toutes ces douches n'apportent absolument rien au consommateur. Ce dernier pourrait très bien s'offrir le luxe d'une fumaison véritable, qui coûte à peine 4 centimes d'euro par kilo de saumon ou de saucisse. La fumée liquide n'économise que la moitié, soit 0,2 centime par saucisse. Mais les économies ne se calculent évidemment pas par saucisse, mais en montagnes de lard. Et à raison de cent tonnes par jour, selon le représentant allemand de Red Arrow, cela fait beaucoup : « C'est du bénéfice, rien que du bénéfice. »

En Suède, Red Arrow possède déjà 50 % de parts de marché, alors que la fumée liquide vient tout juste d'être introduite. Désormais, la société possède un réseau mondial avec des représentations ou des filiales dans plus de 60 pays, de l'Argentine à l'Australie, de la Chine à la Colombie, de la Finlande à la France. Seule l'Italie, se lamentent les négociants en fumée, a opposé de la résistance au début. Mais même le pays du jambon de Parme et du salami n'a pas pu se soustraire à la douche fumée. À l'ère du libre-échange, du Codex alimentarius et de l'unification européenne, aucun pays ne peut plus défendre d'exception gustative. Si l'Italie érigeait à ses frontières une digue contre le déferlement des soupes aux haricots Campbell à la pseudo-fumée et au lard, cela déclencherait très probablement une guerre commerciale avec les États-Unis. Et si une muraille était dressée de l'autre côté des Alpes contre les saucisses Herta à la fumée liquide, elle serait certainement aussitôt abattue par la Cour de justice européenne : avec la libéralisation des échanges, aucun pays ne peut s'opposer à la libre circulation des marchandises. Sauf si des risques graves planent sur la santé publique. Mais ils sont difficiles à prévoir.

Quel monde merveilleux que le nôtre ! Dans l'univers marchand, la saveur n'est plus un caractère résultant d'ingrédients ou de modes de préparation, c'est un simple signal esthétique. Comme le sourire des salamis qui fut un jour présenté au public lors d'un test sur la qualité des saucisses organisé par la Société allemande d'agriculture. Plusieurs masses de chair à saucisse différemment colorées avaient été agencées de manière à produire un salami industriel qui, lorsqu'on le découpait, faisait apparaître sur chaque tranche un visage souriant. C'est à cette occasion que la *Süddeutsche Zeitung* « comprit que l'esthétisation de la saucisse progressait inexorablement ». Le journal, publié à Munich, capitale du boudin blanc, ajoutait : « Il ne suffit pas que le salami sourie pour que le consommateur en fasse autant, car le salami est parfois immangeable. »

Ce genre de contre-publicité pourrait ôter l'envie de sourire au salami. Il se pourrait même que le besoin de tout présenter sous des couleurs riantes atteigne ses limites. Car l'esthétisation du repas a aussi des effets économiques contre-productifs : les supermarchés ne gagnent pratiquement rien, les bouchers ne gagnent pas beaucoup non plus, et les agriculteurs doivent être nourris par l'État parce que leurs produits bas de gamme sont de moins en moins demandés.

Voilà qui est pour le moins paradoxal : car les usines à viande ainsi que leurs salariés, communément appelés agriculteurs, produisent des excédents considérables pour maintenir des prix défiant toute concurrence. Que la « production de viande sur pied » (jargon du métier) ait également ses zones d'ombre, seuls les veaux en étaient jusque-là informés, eux qui doivent produire leur viande bon marché dans les ténèbres de leurs box. Que toute cette production repose sur des bases vacillantes, seule l'escalope en promotion exceptionnelle le savait, elle qui, de son vivant, végète sous forme de porc industriel standardisé, sorte d'étalage de côtelettes sur pattes, qui attend l'abattoir en tremblant sur des kilos de jarret et deux beaux jambons.

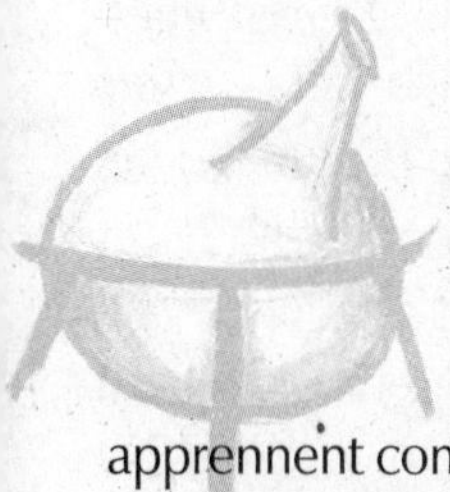

Les autorités européennes ferment les yeux

Et voici que, soudain, les gens crient au scandale dès qu'ils apprennent comment on produit la « viande sur pied ». À la grande surprise de l'industrie agro-alimentaire et des experts rémunérés par l'État, il semble que la production de nos aliments touche une corde plus sensible que, disons, les shorts ou les pots d'échappement. Manifestement, la branche alimentaire avait oublié que la « production » d'animaux vivants destinés à la consommation d'êtres humains est soumise à des critères moraux différents de ceux dont se satisfait la fabrication de shorts ou de pots d'échappement. Où est la différence ? Eh bien, la production alimentaire touche à la vie. Et lorsque la vie est en jeu, des peurs, nécessairement irrationnelles, se manifestent. Comme pour la maladie de la vache folle, qui a dissuadé temporairement le public d'acheter du bifteck, dans la crainte d'être à son tour victime de ce mal bizarre et mortel.

Qui plus est, de nouveaux risques rôdent à chaque coin de rue, porteurs de noms incompréhensibles et compliqués. Prenons par exemple le fumage. L'ancienne méthode de conservation par la fumée avait aussi ses inconvénients, par exemple les nitrosamines cancérigènes. Mais ils étaient connus. En revanche, les nouvelles mixtures de fumée liquide, parfois chimiques, créent des risques nouveaux et inconnus.

C'est pourquoi le comité d'experts pour les arômes auprès du Conseil de l'Europe a adopté, dès 1992, des directives concernant « la protection de la santé des consommateurs » dans le cadre de « l'utilisation d'arômes de fumée dans l'alimentation ». Selon le comité, « seule la toxicité de quelques arômes de fumée avait été étudiée » jusque-là, si bien que les experts ont fixé quelques « exigences minimales pour garantir la sécurité des préparations ».

Certaines substances contenues dans la fumée vaporisée sur le lard et les saucisses étant soupçonnées d'être cancérigènes ou de modifier le patrimoine génétique, leur autorisation devrait se fonder « sur la base d'informations suffisantes » relatives aux méthodes de production et à la composition des substances utilisées. Certains de ces produits figurant sur la liste B du Conseil de l'Europe et ne pouvant être considérés comme inoffensifs, il devraient être soumis à des tests supplémentaires portant sur leurs effets cancérigènes et mutagènes. De même, il conviendrait de ne pas utiliser de bois traité au goudron ou aux pesticides pour la production de fumée, et d'éviter le mélange de saumure recommandé par certains fabricants. Le Comité scientifique pour l'alimentation humaine de l'Union européenne a émis un avis similaire un an plus tard.

Mais la saveur des produits douchés par un bouillon marron, elle, préoccupe moins les experts européens. Les autorités alimentaires suprêmes se sont apparemment accommodées du fait que la saveur des aliments n'ait plus guère de rapport avec leur qualité.

Peut-être dans un élan de traditionalisme, le parlement allemand avait encore tenté de bloquer le fumage liquide en 1991 ; dans son argumentaire, il établissait un lien entre goût et santé. À l'époque, le parlement avait estimé que le fumage liquide était « douteux pour des raisons liées à la protection de la santé des consommateurs » (document 428/1/91). Il ajoutait que les consommateurs risquaient de conclure qu'un produit au goût fumé présentait une certaine durée de conservation, alors que celle-ci n'était « plus assurée en l'absence de fumage classique ».

L'Union européenne, elle, n'a pas jugé si critiquable cette manière de tromper les amateurs de saucisses et les inconditionnels du poisson ; de toute évidence, elle s'est inclinée devant la réalité, dans laquelle les consommateurs sont induits en erreur de tous côtés par les arômes. En 2002, la Commission européenne a proposé d'harmoniser les réglementations relatives aux « arômes de fumée », dans l'intention bien sûr de défendre strictement la santé, mais aussi de « ne pas nuire au marché actuel des arômes de fumée », comme le précise le document 2002/0163.

De leur côté, les fonctionnaires du ministère allemand de la Santé ne peuvent pas donner suite sans preuves aux accusations qui visent les arômes de fumée. Ils se contentent donc de recevoir les demandes d'autorisations exceptionnelles, de les parapher et de les faire publier au bulletin officiel. Ainsi, le public peut-il apprendre qui fait partie de l'avant-garde en matière de saucisses : de grandes marques de viande telles que la société Herta, la société Meica et la société Stockmeyer, dont l'autorisation exceptionnelle remonte déjà à 1992. Des centaines de bouchers désireux de se moderniser ont également obtenu l'autorisation d'utiliser de la fumée liquide. Même des supermarchés veulent maintenant pouvoir doucher leurs saucisses. La société de fumage de poisson Oberspree à Berlin fait même de la publicité pour cette « technologie de la fumée liquide » et ne cache pas son enthousiasme pour une « diversité de production insoupçonnée à qualité égale ».

Il est rare que le consommateur s'aperçoive qu'il vient de mordre dans un produit fumé sous la douche. Alors que, aux États-Unis, l'étiquette doit le signaler en bonne place, l'Europe se contente de la mention « arôme » en petits caractères. À l'avenir, « arôme de fumée » sera de règle. Le rapporteur compétent auprès de la Commission européenne estime que le consommateur sera ainsi « suffisamment protégé » contre la fraude et que l'on pourra se passer de la mention « fumée liquide ».

Ne soyons pas trop sévère : quiconque achète ses saucisses chez un boucher employant ce procédé a la possibilité de savoir ce qu'il consomme en lisant une liste d'ingrédients, souvent consultable dans un classeur séparé.

Une déclaration plus précise, apposée par exemple directement sur la saucisse, n'est pas obligatoire. Car les bouchers ont lutté avec succès contre « l'avalanche d'étiquettes qui accable les fabricants de saucisses ». D'autant plus que cette pratique « a fait ses preuves », comme l'a affirmé le responsable du ministère allemand de la Santé lors du 104e congrès des bouchers allemands à Munich en 1994. À cette occasion, ce fonctionnaire a initié les novices au monde moderne de la fabrication de la viande et les a invités à s'affranchir des idées traditionnelles. « L'ordonnance sur la viande a été adoptée il y a 40 ans, avec l'idée sous-jacente que les produits carnés ne devaient se composer que de viande. Ce principe n'a pas pu se maintenir avec le temps. » La technique continuera à progresser, a-t-il ajouté : « il ne fait pas de doute que, à l'avenir, les acteurs du marché utiliseront toutes les possibilités offertes par la technique ». Cela signifie que l'on « travaillera davantage avec de l'eau », mais aussi que « la saucisse contiendra davantage d'additifs ».

Certains de ces additifs ont des effets tout à fait bénéfiques. Ainsi, des substances nouvelles ajoutées aux arômes de fumée protègent la viande des bactéries, selon la revue *Prepared Foods* : « Pendant des milliers d'années, les hommes ont dû recourir au fumage pour conserver la viande. Désormais, les chercheurs laissent de côté le goût et la couleur conférés par la fumée liquide et s'intéressent davantage aux effets antibactériens du procédé. »

La société Hickory Specialties, en particulier, s'est fait remarquer avec un nouvel additif du nom de Code V. Les tueurs de bactéries peuvent tout simplement être vaporisés lors de la douche ou être déversés dans le bain. Ils luttent contre les salmonelles et les bactéries *E. coli* tant redoutées, y compris celles du type 0157 :H7, qui peuvent provoquer chez les enfants des diarrhées parfois mortelles.

La recherche emprunte parfois des voies déroutantes : le fumage classique avait précisément ces effets ! Au prix d'un effort de recherche considérable et coûteux, les procédés chimiques imitent désormais… les méthodes traditionnelles ! Ce qui est tragique, c'est que le destinataire final n'évolue pas aussi vite : malheureusement pour lui, l'organisme humain est toujours conçu pour fonctionner avec les produits alimentaires et les messages gustatifs traditionnels. Souvent, c'est par des irritations qu'il réagit aux illusions que lui sert l'industrie.

La soupe aux mensonges : l'organisme leurré

Le bébé crie. À fendre l'âme. Il a faim. Sa mère lui donne le sein. Le bébé tète avec délices – puis se détourne avec dégoût : sa mère a bu de l'alcool, ce qui a modifié le goût et l'odeur du lait. Le bébé s'en est aperçu et, pour se protéger, il refuse désormais de prendre le sein.

Le goût est un frein à l'alcoolisme : instinctivement, le nourrisson refuse le lait parce que son organisme perçoit que celui-ci pourrait lui nuire. Pour les physiologistes, cela prouve que le goût n'est pas un domaine subjectif : le goût n'est pas une affaire de goût, il véhicule un message. Le sens du goût a de l'importance, car il indique à l'organisme la composition des aliments qui vont bientôt se retrouver dans l'estomac. « La mission principale du goût consiste à contrôler l'alimentation », déclare le physiologiste Jürgen Boeckh, de l'université de Ratisbonne.

Après avoir fréquenté pendant des millénaires les aliments fournis par la nature, le corps humain a élaboré un système qui contrôle l'ingestion des aliments. Ce contrôle est totalement inconscient, il opère au niveau du « système limbique », cette partie du cerveau siège des émotions. Le corps développe un désir, un appétit pour ce qui lui manque sur le plan nutritionnel. C'est ce qu'ont découvert des scientifiques du Monell Chemical Senses Center de Pennsylvanie, aux États-Unis : « Le choix des aliments, qui conditionne fortement l'état nutritionnel de l'organisme, est dans une large mesure commandé par le goût. » En revanche, l'organisme n'est guère familiarisé avec les innovations industrielles, ce qui peut entraîner des perturbations : « De nos jours, les mécanismes de régulation peuvent plus facilement déraper », écrit une équipe dirigée par Udo Pollmer, un chimiste spécialisé dans l'alimentation.

Une escalope pourrie pue et dégage un goût écœurant. Les pommes de terre crues sont immangeables. De nombreux champignons vénéneux ont un goût amer très prononcé ; certains se reconnaissent déjà à leur odeur âcre. Qu'il s'agisse de pâtes moisies ou de pommes pourries, dans tous les cas, le goût et l'odeur servent de signaux d'alarme.

Parce que les avertissements de ce genre sont nécessaires à la survie, l'être humain vient au monde avec la capacité de les percevoir : les sens du goût et de l'odorat font partie des facultés qui se développent en premier. Il est probable qu'elles se développent avant même la naissance, ce qui permet au nourrisson de reconnaître sa mère à l'odeur et de refuser la nourriture qu'on lui propose si, par exemple, elle est trop alcoolisée. Par l'intermédiaire du lait maternel, le nourrisson fait également d'autres expériences gustatives : selon ce que sa mère vient de manger, le lait a plutôt un goût de menthe, de vanille ou de fromage. Ou un goût de Nestlé : la multinationale a même développé une poudre conseillée aux femmes enceintes et à celles qui allaitent, et qu'elle assure être particulièrement bonne pour la santé. Ainsi le nourrisson consomme-t-il dès son âge le plus tendre une note subtile de Nestlé, bien que l'entreprise affirme que cette poudre est « dépourvue de saveur ». Selon Mark I. Friedman, expert au Monell Chemical Senses Center, « l'enfant qui tète dispose déjà d'une grande diversité d'expériences gustatives. On peut plaindre les enfants qui ingèrent des aliments tout prêts présentant, jour après jour, la même saveur standardisée. Ces enfants ont une expérience gustative moins diversifiée. »

Si l'on en croit les experts du goût, il est bénéfique à l'enfant que la mère lui donne une idée de la diversité des aliments véritables, et donc une idée des connaissances que l'humanité a accumulées au fil des siècles sur ce qui se mange et sur ce qui ne se mange pas – et sur la manière de l'accommoder.

En effet, dès le début, les bébés peuvent distinguer les messages essentiels du goût : ils viennent au monde avec les récepteurs qui repèrent le sucré, l'amer et l'acide. « Sucré » veut dire : voici une source d'énergie rapidement disponible. « Amer » signifie : attention, cela pourrait être dangereux, voire toxique. Sur la signification réelle du goût acide, les scientifiques hésitent encore. Il est possible qu'il désigne quelque chose de sain : on sait par exemple que la vitamine C est acide. Quant au salé, un goût qui apparaît au cours des premiers mois de la vie, il attire l'attention sur la présence de sels minéraux vitaux.

Pour que la perception reste efficace, les cellules sensorielles concernées sont constamment renouvelées : tous les dix jours, l'organisme remplace de lui-même la moitié des capteurs principaux, même à un âge avancé. Mais avec l'âge, l'acuité de la perception baisse, ce qui explique sans doute les résultats récents selon lesquels les personnes âgées, contrairement à toute attente, sont « plutôt disposées à essayer les nouveautés alimentaires, dites "novel foods" », comme l'explique Mark Friedman.

Les tout-petits, en revanche, développent la « néophobie, » cette peur de tout ce qui est nouveau sur laquelle se penche le chercheur néerlandais Egon P. Köster. Comme dit l'adage : « le paysan ne mange pas ce qu'il ne connaît pas ». C'est là une attitude très raisonnable, qui évite le risque d'empoisonnement. « Ce comportement, comme le formule la Société allemande pour l'alimentation, serait inné ; c'est un mécanisme de protection contre l'ingestion de substances toxiques qui s'est formé au fil de l'évolution . » Cela signifie que les enfants font confiance à ce qu'ils connaissent bien. Mauvaise nouvelle pour les industriels qui inventent sans cesse de nouveaux produits alimentaires. Heureusement, il est possible de lutter contre cette tendance, comme le signalent les auteurs d'une étude sur les jeunes consommateurs réalisée par Ehapa, l'éditeur allemand de Mickey : « Lorsqu'un produit a été servi plusieurs fois et que sa consommation n'a pas eu de conséquences négatives, il est de mieux en mieux accueilli. » Selon cette étude, il est utile qu'un personnage connu « prépare » les enfants à consommer un aliment nouveau. Car les enfants, surtout les plus jeunes, présentent « un comportement imitatif comparable à celui des poussins ». « On peut même manipuler l'appréciation d'un produit ou d'une boisson par les enfants en leur racontant une histoire sur l'aliment », ajoute l'étude.

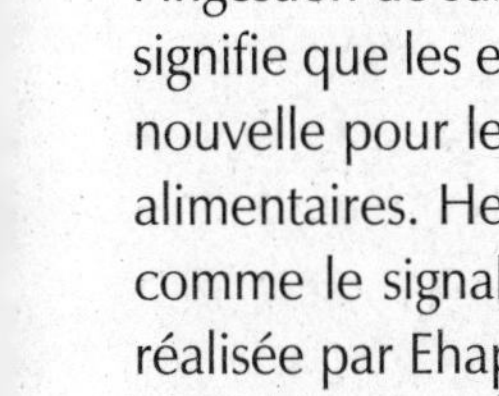

L'organisme perturbé par des saveurs mensongères

Cette manipulation est particulièrement facilitée quand les enfants sont habitués dès leur plus jeune âge aux arômes industriels. Ainsi, des études ont montré que les enfants qui mangeaient très tôt des plats contenant de la vanilline synthétique développaient plus tard une forte prédilection pour ce goût – quatre fois plus que les enfants nourris au lait maternel. Bien souvent, les enfants modernes ne connaissent rien d'autre que le goût des conserves, de l'alimentation en poudre et des repas en boîte. Cela commence avec le lait artificiel d'Alete ou de Milupa pour continuer avec les bouillies de Milupa avant de passer aux petits pots de Hipp et d'Alete. Alors que, à partir de un an, ils peuvent déjà partager le repas des grands, on leur propose toutes sortes de repas spécialement conçus pour eux. Tous ces aliments préparés ont le goût typique des conserves et contiennent souvent des arômes de synthèse.

Blédina, par exemple, propose une parmentière de colin d'Alaska, des petits légumes à la paysanne ou, ce qui est très moderne, un menu à réchauffer au micro-ondes, « Blédichef paella des tout-petits » servi dans une jatte en plastique. Danone réalise un beau chiffre d'affaires avec son « Gervais aux fruits », comme Yoplait avec ses « Petits filous ».

Souvent, le goût de ces aliments n'a rien à voir avec ses ingrédients principaux. « Pour le goût, s'adresser à la chimie », ironise la fondation allemande *Warentest*, après avoir analysé des fromages sucrés pour enfants. De plus, beaucoup de produits pour enfants sont « trop sucrés, trop gras, trop aromatisés ». Sans les arômes de laboratoire, les plats préparés, les menus instantanés, les soupes en sachet et bon nombre de menus pour enfants seraient bien mal accueillis. Le goût vient de l'éprouvette, il relève de la fiction. Ce sont des fables que nous racontent non seulement la publicité, mais les aliments eux-mêmes : ils produisent une illusion de fraise là où il n'y en a pas, une fiction de bœuf là où celui-ci fait totalement défaut. À la place, il y a simplement de l'arôme, ou par exemple du « ribotide », un exhausteur de goût de la société japonaise Takeda qui a fait d'elle le « leader mondial du marché de l'industrie alimentaire » (publicité de l'entreprise). Selon un prospectus de l'entreprise, le ribotide permet de préparer une « soupe au goût plus intense » où « l'extrait de viande est remplacé en totalité par du ribotide ». « Les économies sautent aux yeux », estime le prospectus. Certes. Mais qu'en pense l'organisme ?

Celui-ci s'attend à du bœuf, il a faim de viande, il voit déjà la soupe fumer, il est rempli d'une attente joyeuse. Une situation de tension agréable, comme l'a décrite le père de tous les gourmets, Jean Anthelme Brillat-Savarin :

« La mémoire se rappelle les choses qui ont flatté le goût ; l'imagination croit les voir ; il y a là quelque chose qui tient du rêve. Cet état n'est pas sans charmes ; et nous avons entendu des milliers d'adeptes s'écrier dans la joie de leur cœur : "Quel plaisir d'avoir un bon appétit, quand on a la certitude de faire bientôt un excellent repas !" Cependant, l'appareil nutritif s'émeut tout entier : l'estomac devient sensible ; les sucs gastriques s'exaltent ; les gaz intérieurs se déplacent avec bruit ; la bouche se remplit de sucs, et toutes les puissances digestives sont sous les armes, comme des soldats qui n'attendent plus que le commandement pour agir. »[3]

C'est alors qu'arrive le ribotide.

Mais que peut faire l'estomac du gourmet avec du ribotide ? Ou avec un arôme de bœuf végétarien de Bell Flavors & Fragrances ? Rien du tout, estime le physiologiste Jürgen Boeckh : « L'appareil tourne à vide. » Et de poursuivre : « Les arômes sont là pour induire l'organisme en erreur. Lorsqu'ils signalent du goût de bœuf, le cerveau s'alarme, les glandes digestives s'activent, et tout le système se prépare à transformer de la viande de bœuf. Mais quand cette viande fait défaut, le système digestif tourne à vide. L'organisme est leurré. Physiologiquement, il est en état de manque. » En conséquence, la fringale s'installe, et instinctivement, on continue à manger.

Le goût désoriente donc l'organisme, alors qu'il devrait simplement aider à faire vendre et communiquer un sentiment d'épanouissement, comme ces familles heureuses que l'on voit à la télévision versant, au petit-déjeuner, le contenu d'un paquet industriel dans leurs assiettes ! Quand on pense qu'il devrait hisser le gourmet dans l'agréable compagnie des vedettes du tennis et des naïades des plages qui sirotent ou grignotent les produits vantés par la publicité ! Au lieu de cela, il crée des complications pour le tube digestif, simplement parce qu'il lui envoie des messages mensongers. De toute évidence, l'organisme est plus complexe qu'on ne le croit, il dépasse largement l'horizon des techniciens de laboratoire, il a ses règles propres et ne se laisse pas abuser par des pseudo-aliments.

---

3. Jean Anthelme Brillat Savarin : Physiologie du goût, Flammarion, 1982.

On ignore également l'effet que peuvent avoir des substances débarrassées de leur goût au motif que celui-ci pourrait s'avérer gênant. Par exemple, d'après le fabricant, le « ribotide » sert aussi « à cacher les goûts métalliques et autres effets indésirables ». Peut-être le corps éviterait-il ces substances s'il remarquait qu'elles ont un goût de tôle. Parce qu'elles ne lui font pas forcément du bien.

Après tout, le goût est un sens de contrôle, et si un produit a un goût amer, désagréable ou métallique, l'aversion qu'il suscite est le signe du bon fonctionnement du système d'alarme de l'organisme. Que se passe-t-il si l'on parvient à le désactiver délibérément ?

Quelles sont donc, finalement, ces substances si saines que l'industrie veut nous vendre – en les privant de leur goût naturel ? Comme ces produits ultra-sains tirés de l'huile de poisson, appelés PUFA (« Polyunsaturated Fatty Acids ») ou acides gras polyinsaturés (voir page 163). Ils « n'ont pratiquement plus l'odeur de poisson » déclare un monsieur très sympathique du nom de Reto Muggli. Celui-ci a mis au point, pour le compte de l'entreprise pharmaceutique Hoffmann-La Roche, un procédé destiné à obtenir ces PUFA à partir des déchets de poisson, avant de les incorporer à du pain ou à des gâteaux secs, à du yaourt ou à du jus d'orange. Les PUFA sont censés aider les bébés à grandir et à s'épanouir, car ils renforceraient l'acuité visuelle ; chez l'adulte, ils préviennent les accidents cardiaques et atténuent les rhumatismes, freinent les crises de psoriasis, l'athérosclérose et même le cancer. Si les scientifiques se sont penchés sur les PUFA, c'est parce que les Esquimaux du Groenland jouissent d'une santé particulièrement florissante et souffrent rarement de maladies cardiaques ou circulatoires : ils dévorent à longueur de journée du hareng et du maquereau, des poissons contenant beaucoup d'acides gras polyinsaturés. On peut se demander toutefois si l'administration artificielle de PUFA est réellement efficace. Après tout, les Esquimaux consomment de vrais poissons et non pas des yaourts à la fraise à base d'huile de poisson sans odeur. En tout cas, il est consolant de voir que les grands groupes pharmaceutiques et alimentaires se donnent du mal pour pallier les carences provoquées par l'alimentation moderne.

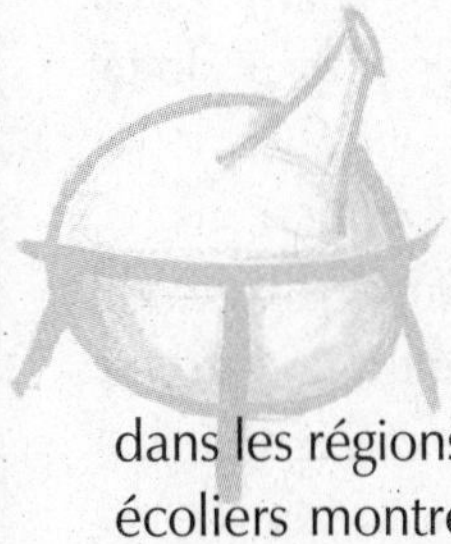

Carences alimentaires dans un monde trop nourri : les arômes coupables ?

Les carences alimentaires ne cessent d'augmenter, même dans les régions prospères. Par exemple, plusieurs études réalisées sur 5 000 écoliers montrent que les enfants de Bâle, patrie de Hoffmann-La Roche, présentent souvent des carences alimentaires : un tiers de tous les enfants et adolescents absorbent trop peu de vitamines et trop peu de sels minéraux. Dans les centres-villes britanniques, on voit déjà se répandre des « déserts alimentaires » où l'approvisionnement en produits frais, riches en vitamines, n'est plus garanti. Certains enfants allemands présentent aussi des carences. Dans une étude réalisée en Allemagne, un garçon de 10 ans prénommé Peter mangeait pendant une journée type : au petit-déjeuner « rien », à midi de la soupe aux petites pâtes, du chocolat et du Fanta, l'après-midi à nouveau « rien » et le soir « rien ». De même, une petite fille de 9 ans, prénommée Anita, se nourrissait essentiellement de Nutella, de riz au lait, de crackers, de boisson chocolatée instantanée et de chewing-gum. « En donnant à nos enfants une telle alimentation, nous ouvrons la voie à la maladie et à l'infirmité », s'exclame avec colère la biologiste Annelies Furtmayr-Schuh.

Certains enfants souffrent déjà d'ostéoporose, une faiblesse osseuse naguère typique des femmes après la ménopause. En effet, les garçons n'absorbent que les trois quarts et les fillettes à peine les deux tiers du calcium nécessaire à leur croissance osseuse. Cette carence pourrait être compensée par un demi-litre de lait – mais au lieu de cela, ils boivent du Coca-Cola, ce « voleur de calcium » (voir page 68). « Même les petits paysans du Moyen Âge, estime Mme Furtmayr-Schuh, ingéraient sans doute plus de substances nutritives que nombre des enfants de nos pays nantis. »

Cette situation ne touche pas seulement les enfants. De plus en plus de gens consomment des aliments industriels, si bien que les carences se répandent : « Aujourd'hui, on est surtout confronté à des produits nouveaux spécialement développés pour gonfler les chiffres d'affaires. La valeur physiologique et nutritionnelle passe au second plan », estime Claus Leitzmann, spécialiste de l'alimentation. C'est pourquoi le besoin en vitamines et en sels minéraux vitaux « n'est plus couvert » dans de larges cercles de la population.

Aujourd'hui, ce sont les personnes âgées qui souffrent le plus souvent de sous-alimentation. Comme Daniela Rösler, chercheuse nutritionniste, le déplorait début 2003, ces personnes sont souvent « maigres comme un clou ». Les personnes âgées qui présentent le plus de carences sont celles qui vivent dans des foyers, comme l'a regretté un congrès de spécialistes réuni en 2002 à Lucerne, en Suisse.

Si l'on en croit un rapport publié en 1996 par le ministère allemand de la Santé, cela s'explique par une « alimentation insuffisante ». Les personnes du troisième âge absorbent non seulement trop peu de vitamines et de sels minéraux, mais elles prennent aussi des portions généralement trop petites et présentent souvent une insuffisance de poids. Selon une étude rapportée au congrès de Lucerne, les personnes âgées ne mangent que 49,53 % de la nourriture qui leur est servie.

La raison est déjà évoquée dans le rapport de 1996 : « Souvent, les menus des foyers pour personnes âgées ne permettent pas de couvrir les besoins fondamentaux en substances énergétiques et nutritives ». La situation empire encore lorsque ces personnes sont hospitalisées : selon une enquête américaine, sur 250 patients de plus de 65 ans, près de 40 % montraient des signes de carence en énergie et en protéines – un phénomène qui s'observe normalement dans les régions les plus pauvres du monde où sévit la sous-alimentation.

Certes, on peut comprendre les personnes âgées qui refusent bien souvent de s'alimenter : toujours selon le même rapport, elles font trop de mauvaises expériences en prenant leurs repas : « nausées, malaises, sensation de ballonnement, vomissements ». Les repas servis dans les hôpitaux et les établissements médicalisés sont de plus en plus souvent composés de produits surgelés, « gonflés » avec les ingrédients industriels habituels : exhausteurs de goût, arômes et autres émulgateurs. Valeur nutritive : zéro.

De ce point de vue, les cuisines collectives, avec leurs produits tout préparés, ont des techniques bien à elles : « Cuire une escalope, ce n'est pas sorcier. Mais rechercher systématiquement les possibilités de réaliser des économies, c'est très difficile pour de nombreuses entreprises », déclare le directeur exécutif d'Eurest, le numéro un des fournisseurs de cantines et d'hôpitaux.

Pourtant, ces repas ne sont déjà pas bien chers. Mais les personnes âgées n'en veulent pas. Les médecins qui s'occupent des vieillards sous-alimentés ont manifestement abandonné l'espoir de les requinquer avec les repas habituellement servis dans les hôpitaux ou les foyers. S'ils n'ont pas d'appétit, les anciens ne mangent rien : « On arrive parfois à les convaincre de manger sans appétit, mais c'est loin de réussir à tous les coups », déclare le rapport de 1996.

Les solutions à ce problème sont souvent aussi originales qu'inventives. La psychologue américaine Susan Schiffman, par exemple, a testé une astuce singulière dans un foyer pour personnes âgées de Durham, dans l'État de Caroline du Nord : elle a utilisé des arômes chimiques : « Même si cela paraît bizarre, pourquoi ne pas faire mariner un poulet toute une nuit dans des arômes de poulet, si cela peut le rendre plus appétissant pour les personnes âgées ? »

Au fond, pourquoi pas ? Cela ne rend pas la volaille meilleure, cela n'augmente pas sa valeur nutritive, mais au moins les personnes âgées peuvent-elles encore se mettre quelque chose sous la dent. On leur épargne ainsi ce que des médecins allemands et suisses ont déjà testé : une alimentation liquide. Ce procédé sophistiqué donne des résultats étonnants : les personnes âgées doivent boire un cocktail nutritif d'une composition très précise. Elles ne sont plus tributaires de ce qui est déposé chaque jour dans leur assiette. Selon des études faites à Heidelberg et en Suisse, ces douceurs liquides entraînent une nette « amélioration de l'état physique », voire une baisse du taux de mortalité.

Bravo. Les gens vivent plus longtemps et souffrent moins. Les médecins font de leur mieux : leur art réussit même à remplacer l'appétit. Cet appétit que Brillat-Savarin concevait encore comme une tension agréable à l'évocation de délices à venir. Mais il est sans doute déplacé d'évoquer les émotions gustatives des gourmets lorsque le chariot apporte un « repas sur roulettes » tiédasse ou que l'on se trouve à la merci de plats industriels réchauffés.

Quand l'intervention du médecin est nécessaire pour apporter à l'être humain les substances nutritives les plus fondamentales, c'est que l'on est arrivé au stade ultime de la déconnexion entre la nourriture et sa signification. Le goût, dont la véritable fonction est d'orienter nos choix dans la bonne direction, a été définitivement éliminé. Il s'est perdu quelque part dans une cuisine industrielle ou au détour des nombreuses filiales des groupes alimentaires. Ou bien il a simplement été rajouté après coup pour faire joli. Mais sa valeur nutritionnelle, elle, s'est envolée. Le repas ne sert plus à rien, il n'apporte plus ni énergie, ni force vitale. Comme le dit l'historien Stephen Mennell, c'est devenu un « fétiche », un symbole abstrait dans le monde marchand. Selon le produit choisi, il signale par exemple que l'on appartient à l'illustre société des tennismen, puisque l'on mange comme eux des pâtes et du Nutella. Ou que l'on fait partie de ces familles heureuses qui se rassemblent en riant autour d'une table de petit-déjeuner inondée de soleil. Mais ce genre de repas rend-il heureux, ou donne-t-il la victoire ? On peut en douter, puisqu'il ne sert à rien.

Si manger ne sert à rien, tout le monde n'imite pas pour autant les personnes âgées en boycottant les repas. Au contraire, nombreux sont ceux qui mangent davantage dans l'espoir de saisir quand même au vol une petite parcelle de valeur nutritive. C'est le cas des enfants. Quand les fonctions naturelles de l'organisme sont déconnectées, quand le goût ne règle plus l'appétit et la satiété, on continue à s'empiffrer. C'est alors qu'apparaît ce merveilleux phénomène de notre civilisation : certaines personnes peuvent être à la fois obèses et sous-alimentées !

Chez les meilleurs amis de l'homme, les choses se passent de la même manière, depuis qu'ils ont eux aussi intégré notre civilisation. On les engraisse à mort. Et pour cela, on recourt à une nouvelle arme secrète : les fraises.

Les chiens obèses : *quand le bon goût sert à engraisser*

Le cochon adore les fraises. Quand on lui en sert, la truie mange en paix en grognant de bonheur.

Or, le porc est considéré comme très proche de l'être humain, à bien des égards. Sa peau, nous dit-on, est semblable à la nôtre ; la propension à accumuler de la graisse autour du ventre existe aussi bien chez l'homme que chez le cochon. Mais ce qui est nouveau, c'est que nos chers amis à quatre pattes ont également une prédilection pour la tarte aux fraises, les fraises à la Chantilly, voire la confiture de fraises. Le public n'en aurait peut-être rien su si la société Danisco n'avait réalisé des tests dignes d'éloges.

Mais pourquoi faudrait-il loger les porcs à meilleure enseigne que les êtres humains, quand on sait que leur avidité incompréhensible pour les fraises ne peut déjà plus être satisfaite par la production de fruits naturels ? C'est pourquoi les cochons, eux aussi, ne reçoivent que des arômes. Plus précisément, du Flavodan™ SB-185, un arôme de fraise en poudre pour animaux produit par la maison Danisco.

Cent vingt porcs âgés de deux à sept semaines ont eu le privilège de participer à un vaste essai alimentaire comparatif organisé à l'Institut national des sciences de l'animal, dans la ville danoise de Voulum. Trente d'entre eux se sont vus administrer des « aliments danois typiques pour porc », comme le précise le protocole du test : un mélange de froment, d'orge, de farine de soja, de farine de poisson et de quelques autres ingrédients. Tout ce qu'un porcelet mange de nos jours, en somme.

Les autres ont reçu une nourriture normale additionnée de délicieux arômes. Pendant 49 journées exceptionnelles, ils ont eu le droit de manger à volonté, mais toujours sous la surveillance de Viggo Danielsen, responsable de l'expérience à l'Institut.

Viggo Danielsen a consigné les résultats surprenants de l'étude dans le rapport n° 803 du 4 décembre 1991. Ils se sont avérés de la plus haute importance pour l'entreprise, car ils montrent que, grâce aux arômes, les porcs engraissent plus vite. Dès lors, Danisco utilise ce résultat pour faire la publicité de son produit.

L'étude nous apprend également que le porc est encore plus proche de l'être humain que nous ne l'imaginions, en tout cas pour ce qui est de ses préférences gustatives. En effet, les pauvres porcs qui ont mangé des aliments courants n'ont grossi que de 301 g par jour. On peut les comprendre : qui donc aurait envie de s'empiffrer avec pareille mixture de farine de soja et de poisson ?

Mais ceux qui ont eu le droit de déguster du Flavodan™ SB-185 à la fraise ont grossi de 322 g par jour. Cela n'a rien de miraculeux : les heureux porcelets mangeaient davantage que les pauvres condamnés à une nourriture normale. Plus spectaculaire encore, des porcs d'autres groupes ont grossi davantage : on leur servait, en guise de dessert, du Flavodan™ MC-147, c'est-à-dire de la crème ! Ou, pour être plus exact, de l'arôme de crème. Ils ont ainsi grossi de 325 g par jour. On peut donc en conclure non seulement que les porcs aiment les fraises, mais qu'ils préfèrent les fraises à la chantilly – comme nous.

Il serait injuste que les porcs danois soient les seuls à déguster des fraises à la crème. Heureusement, la société Danisco n'est pas n'importe qui : elle réalise dans le monde un chiffre d'affaires de plus de 2 milliards d'euros. Et elle est représentée dans le monde entier : dans toute l'Europe, ainsi qu'en Argentine, au Brésil, au Chili, au Japon, au Canada, en Colombie, en Malaisie, au Mexique et aux États-Unis. Aucun cochon au monde ne devra donc se priver de petit-déjeuner aromatisé.

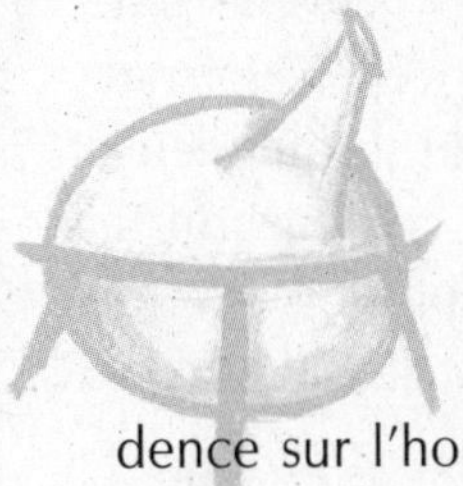

Des arômes pour adoucir la condition animale

On pourrait peut-être étudier sur un modèle animal l'incidence sur l'homme de la consommation de ce genre d'ingrédients. Par exemple ces porcs nourris d'aliments relevés par les arômes de Danisco. Des porcs hollandais sélectionnés dans un élevage de 1 000 porcs ont pu déguster ces mets raffinés : pendant une semaine, on leur a servi un mélange extra au goût vanille-chocolat, le Flavodan^{TM} SW-794 : eux aussi ont fortement engraissé.

Grâce à une grande variété de saveurs, les occupants des élevages industriels ne sont plus obligés d'ingérer invariablement les mêmes aliments d'engraissement : à lui seul, Danisco propose des dizaines de mélanges de goûts, parmi lesquels abricot et pêche, noix de coco et caramel, framboise et menthe. Nos chères amies les bêtes subissent un véritable bombardement de saveurs : la société productrice d'arômes Symrise fournit également la gent animale, et les entreprises d'élévage elles-mêmes se sont lancées dans les arômes. Ainsi, la société Lohmann, un groupe international producteur de volailles qui a son siège en Allemagne, possède un département pharmaceutique – « Lohmann Animal Health » – qui propose « diverses variantes d'arômes adaptées à toutes les espèces animales », y compris les animaux de compagnie.

Puisque nos amis à poils et à plumes veulent eux aussi échapper aux éternelles saveurs de pêche et de framboise, les artistes de l'arôme ont imité leurs plats favoris : par exemple, Bell Flavors & Fragrances propose aux chevaux un goût « foin et herbes », aux cochons un goût « truffe ». Les chats n'ont plus besoin de chasser pour bénéficier d'un arôme de « souris », et pour les poules, les chimistes ont mis au point une composition « ver de terre ». Un résultat particulièrement admirable, surtout quand on pense aux études approfondies qu'il a sûrement fallu entreprendre pour connaître le goût de l'original.

Ainsi, nos amis les animaux, qui végètent trop souvent dans des étables sombres, sur des sols glissants, voire dans des cages étroites, peuvent-ils se faire une vague idée des régals que la nature offrait à leurs ancêtres, dont les préférences instinctives se sont transmises héréditairement jusqu'à leurs descendants producteurs de viande sur pied. Même nos compagnons à quatre pattes, appelés à mener une existence monotone de bibelots vivants, ont plusieurs fois par jour le plaisir de humer dans leurs écuelles une odeur de gibier en liberté.

Mais ce n'est pas la compassion qui pousse les producteurs d'aliments pour animaux à recourir aux arômes de synthèse. Ceux-ci sont souvent uniquement destinés à camoufler les économies réalisées sur les aliments par l'agriculteur. Un cochon, un bœuf pourraient refuser de s'alimenter. Grâce aux arômes, on peut « masquer efficacement le goût douteux des rations alimentaires les moins chères », proclame le producteur américain Agrimerica dans un prospectus consacré à ses arômes pour animaux.

La société Danisco vante son arôme Flavodan avec les mêmes arguments : « Il masque les ingrédients désagréables » et introduit ainsi « à moindre coût une plus grande souplesse dans les recettes des aliments pour animaux ». Bien entendu, cela ne vaut que pour l'alimentation animale – du moins si l'on en croit la publicité.

En réalité, les animaux doivent ingérer des choses qui, normalement, leur répugnent. L'arôme les aide à surmonter leur répugnance. La société Symrise occupe à cet égard une place de premier plan. Cette entreprise annonce avec une franchise louable que ses arômes de laboratoire sont spécifiquement conçus pour dissimuler les goûts nauséabonds qui risqueraient de donner l'alarme aux pauvres bêtes.

« L'arôme spécial » *Bigarol PomaromP*, par exemple, principalement destiné aux bovins, « masque le goût de graisse indésirable des aliments » grâce à un arôme de pomme. Les pauvres cochons reçoivent du *NectaromP*, qui apporte au menu « une touche de vanille et de lait harmonieusement assortie à de l'aspérule odorante » afin d'en camoufler le goût exécrable. L'arôme d'aspérule permet « de dissimuler au mieux les goûts des médicaments, des métaux et des produits chimiques contenus par les compléments minéraux ».

Le *Bigarol LacraomP* pour les veaux (« un goût sucré de vanille et de noix de coco aiguisé par une note de babeurre et parachevé par une touche fruitée ») « masque parfaitement les saveurs amères ainsi que les goûts de graisse et de farines d'os de poisson et de sang, riches en protéines ».

Bon nombre d'arômes font croire aux pauvres bêtes qu'elles mangent des produits délicieux et conformes à leur nature. Ainsi, le *HerbaromL* pour les bœufs « donne [aux aliments] l'odeur typique du foin frais d'une prairie ». Une odeur d'alpage souffle sur les étables industrielles – alors que la mangeoire ne contient qu'une mixture de fourrage énergétique du commerce.

Or, les ingrédients dont le goût suspect est « masqué » de la sorte sont souvent malsains : on sait que la cause la plus généralement admise pour expliquer la maladie de la vache folle (ESB) est que les animaux ont été nourris avec des farines animales, contraires à leur régime herbivore. Si le scandale de la dioxine a éclaté en Belgique, c'est parce que les aliments pour animaux contenaient des graisses contaminées. Les goûts de médicaments ne semblent pas non plus appréciés des animaux.

Pourtant, les pauvres bêtes élevées dans des conditions proches du martyre sont obligées d'ingérer régulièrement des médicaments afin d'être prémunies contre les nombreux agents pathogènes présents dans les étables industrielles. Mais elles les refusent ; elles ont « un problème avec les médicaments qui leur sont administrés sans arôme pour les camoufler », assure le producteur d'arômes Bell Flavor & Fragrances, qui, Dieu merci, a trouvé une solution de bon goût à ce problème.

Le monde animal moderne regorge de surprises pour le profane. Ainsi, des études réalisées il y a quelques années sur des poissons d'eau douce ont soudainement mis en évidence des teneurs inexplicablement élevées de musc. Que l'on sache, les truites ou les saumons n'ont pas pour habitude de se parfumer avant de frayer ou de faire un petit tour dans l'eau. En 1995, après avoir évalué des analyses effectuées sur les poissons, les chercheurs de l'Institut Katalyse de Cologne ont émis l'hypothèse que cette substance avait été ajoutée aux aliments utilisés dans les piscicultures dans le but de camoufler « une odeur désagréable ».

Du parfum dans les aliments pour poissons, parce que leur puanteur est intolérable ?

Jusque dans les régions les plus reculées du monde, les poissons sont entassés et régalés d'un cocktail alimentaire qui n'est sans doute supportable que grâce à l'arôme intense qui en masque le contenu. Car, comme les quadrupèdes entassés dans les étables, les poissons sont constamment exposés au risque infectieux. En 2002, des membres de l'association Les amis de la Terre protestèrent contre la multinationale du saumon Nutreco, qui pratiquait dans ses fermes marines chiliennes un engraissement intensif néfaste pour l'environnement. En décembre 1996 déjà, le journal *Frankfurter Allgemeine Zeitung* rapportait que les saumons de la côte chilienne étaient traités avec un cocktail d'antibiotiques : amoxicilline, sulfamérazine, nifurpirinol, érythromycine, chlortétracycline. C'est la seule possibilité de protéger les poissons, « les cochons des mers », contre les parasites et les maladies invalidantes comme la furonculose ou le pou de mer, qui se niche dans la peau du saumon, détruit les tissus et, selon le journal, « peut se multiplier de manière incontrôlable lorsque les poissons sont élevés en cage ».

Ces poux ont également découvert les piscicultures industrielles des eaux britanniques, et y ont fait une apparition massive. Les éleveurs de saumons du Royaume-Uni ont donc eu recours à un médicament détourné de son but initial : l'ivermectine. Son effet est parfait : administré dans la nourriture des poissons, ce produit fait tout simplement tomber les poux des saumons. Les éleveurs ne se soucient manifestement pas des mises en garde imprimées sur l'emballage, selon lesquelles ce produit ne doit en aucun cas être utilisé à proximité des cours d'eau en raison de ses « effets potentiellement nocifs pour les organismes aquatiques ». Selon un article de la revue scientifique *New Scientist* paru en 1996, les vétérinaires britanniques ont découvert, de 1993 à 1995, des traces d'ivermectine dans 10 % des saumons commercialisés.

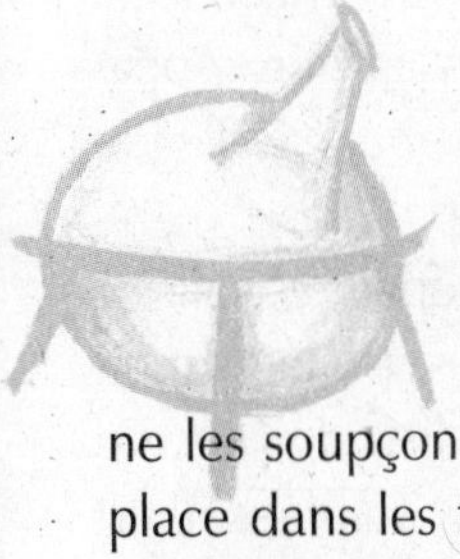

Les animaux de compagnie, un marché lucratif

Les antibiotiques sont partout. Parfois même là où personne ne les soupçonne. Et ils se rapprochent de plus en plus, jusqu'à prendre place dans les foyers. Mais incognito. Car l'industrie les produit en telles quantités que l'on a parfois du mal à savoir à quelle écuelle est destiné tel ou tel produit.

Les zones d'ombre de cette production, les amis néerlandais des chats en ont fait l'expérience durant l'été 1996 : une mystérieuse paralysie a frappé 800 chats en peu de temps. Pendant trois mois, les propriétaires de félins et les vétérinaires en ont recherché les causes. Rapidement, il est apparu que tous les animaux paralysés avaient mangé des produits des marques « Felix » et « Tom Poes Viariantjes ». D'ordinaire, ces aliments ne provoquent pas de paralysies. Mais il s'est avéré qu'un antibiotique s'était glissé – par erreur – dans les produits d'un fournisseur dont le nom n'a pas été cité. Normalement, cet antibiotique n'est utilisé que pour les poules et les cochons ; chez de nombreux autres animaux, il peut entraîner la paralysie, voire la mort.

Lès maîtres qui dorlotent leurs chiens et leurs chats se croient à des années-lumière de l'élevage industriel. Ils payent le prix fort pour de minuscules portions de mets délicats amoureusement préparés pour leurs petits amis – en refusant de voir qu'ils les achètent à ceux-là mêmes qui fournissent aussi les aliments d'engraissement destinés aux animaux martyrisés dans les élevages industriels. Ils s'imaginent vivre dans un monde différent, favorable aux animaux – alors qu'en réalité, ils évoluent dans un univers qui bafoue toutes les lois de la nature.

Souvent, ils donnent justement à leurs chers amis des déchets qui seraient impossibles à recycler autrement. Le « tollé » fut donc considérable lorsque, à l'automne 1996, le gouvernement britannique dut adopter un décret imposant dorénavant de séparer la production des aliments destinés aux animaux de compagnie et celle des aliments pour bétail. On avait constaté que les chats peuvent souffrir d'une forme particulière d'encéphalite spongiforme bovine (ESB). C'est un danger qui les guette tous les jours. Apparemment, les rations destinées aux animaux de compagnie étaient allègrement mélangées à des restes de viande et à de la farine d'os provenant d'animaux soupçonnés d'être porteurs de l'ESB. Martyn Jones, député travailliste et microbiologiste, a vu rouge : « Tout ceci est scandaleux. Ces déchets sont si dangereux qu'on n'a même pas le droit de les enterrer. Au lieu de cela, on s'en débarrasse en les vendant à l'industrie des aliments pour animaux. Il est même probable qu'on le trouve dans tous les aliments pour chats. »

Quel choc. Quand on pense que les propriétaires de chats et les détenteurs de chiens projettent toute leur libido sur leurs petits compagnons et dépensent tant d'argent pour les nourrir, afin que Minou et Fido bénéficient d'une alimentation équilibrée. Et que leurs maîtres se bercent de l'illusion que les menus « Gourmet » et les boîtes « Schlemmer » sont aussi sains que leurs propres repas.

Et ils ont probablement raison. En tout cas, le goût est souvent très semblable. Certes, l'arôme de souris est réservé aux chats et l'imitation de lombric aux poules. Mais peu à peu, il semble que se dessine un certain rapprochement des préférences gustatives.

Puisqu'il semble que de nombreux chiens partagent les prédilections de leurs maîtres pour tout ce qui est italien, le fabricant américain Thompson a mis sur la table – ou plutôt dans l'écuelle – un aliment pour chiens appelé « Pasta Plus », qui correspond exactement aux plats qu'aiment les humains. « De la viande, des pâtes et du fromage – une manière idéale de nourrir les chiens de façon saine et variée », assure la publicité. Les pâtes dites « Soft Pasta » sont même *al dente*, ou en tout cas en donnent l'impression : « Grâce à un procédé de fabrication breveté, les morceaux de pâte restent mous et faciles à mâcher – et garantissent une "expérience gustative et alimentaire" tout à fait nouvelle. »

« Les gens nourrissent leurs animaux comme ils se nourrissent eux-mêmes », affirme le professeur Ellen Kienzle, spécialiste en alimentation animale à Munich. Ainsi, Bell propose, parmi ses arômes pour animaux, les goûts beurre, fromage et *cottage cheese*. Voilà une offre dont les animaux ne pouvaient pas se prévaloir autrefois, quand ils vivaient en liberté ; et depuis qu'ils ont été domestiqués, il leur a fallu longtemps avant d'en profiter. Il existe même du goût chocolat, proposé désormais par Danisco.

Les êtres humains et les animaux de compagnie s'alimentent aussi au même rythme, et l'institut de marketing Nielsen a relevé que la tendance est aux « petites collations intermédiaires ». Pour les animaux, cela revient sans doute un peu plus cher : la portion de 200 g de snacks au muesli de la marque Frolic-Cornaro coûte deux fois plus cher que l'équivalent destiné aux humains.

Les entreprises peuvent se frotter les mains : les Français dépensent chaque année près de 3 milliards d'euros pour leurs compagnons, dont plus de 2 milliards pour des aliments préparés. À lui seul, Nestlé, le numéro un mondial de l'agro-alimentaire, a fait passer son chiffre d'affaires des produits pour animaux de compagnie de 6 milliards de francs suisses en 2000 à près de 11 milliards en 2002. Déjà, 50 % des chiens et 54 % des chats mangent des plats tout préparés. La croissance est soutenue par une publicité effrénée, plus importante que celle de McDonald's ou de Volkswagen. Avec plus de 100 millions d'euros par an, le numéro un de ce marché, Masterfoods, anciennement Effern (Chappi, Kitekat), se classe parmi les quinze entreprises qui dépensent le plus pour la publicité en Allemagne. Le succès de Whiskas, de Frolic et de Chappi plonge dans l'euphorie les géants de la branche alimentaire : « Pour Nestlé, les aliments pour animaux sont un domaine de croissance stratégique à l'échelle mondiale », déclare le chef du marketing de la filiale allemande de Friskies à Munich. Le fabricant de saucisses Stockmeyer est lui aussi en pleine expansion. Comme Nestlé, le cœur de son métier est l'alimentation humaine. Mais, grâce à l'acquisition de la société néerlandaise Saturn Petfood B. V., il a déjà atteint 240 millions d'euros de chiffre d'affaires grâce aux animaux de compagnie. Tout cela n'est pourtant rien à côté du numéro un, Masterfoods, qui réalise, avec Whiskas, Chappi et Pal, un chiffre d'affaires de 1 milliard d'euros rien qu'en Allemagne – soit les deux tiers du chiffre d'affaires de tout le secteur. Et ses bénéfices vont encore augmenter : les produits diététiques pour animaux sont parmi les plus prometteurs. « Cette tendance va se poursuivre ces prochaines années », affirme un employé de l'association des industries concernées.

Si l'on en croit son fabricant, « Bont light », un aliment sec en sacs, « maintient les chiens âgés dans une forme optimale et prévient les problèmes de poids ». La gamme va jusqu'à proposer un aliment pour les allergiques : « Animonda Sensitive Cat, l'alimentation complète pour les chats délicats sensibles aux allergies ». Celui-ci est disponible dans les goûts « actuels » agneau + riz et dinde + riz. La société Trofizoon, quant à elle, propose une « aide à la digestion » pour l'entretien d'une flore intestinale saine et une « pâte multivitaminée » pour les félins affaiblis. On peut également se procurer « Hair Repair » pour les chiens, un produit qui non seulement donne une peau saine et un poil lustré, mais réduit aussi le taux de cholestérol. Il existe même un aliment anti-stress pour les chiens, les chats et les oiseaux. Les poissons, les tortues ainsi que les rongeurs d'appartement peuvent eux aussi avoir besoin de prendre des forces « dans des situations particulières ». Pour tous, il existe une alimentation diététique spéciale, par exemple des « gouttes multivitaminées pour rongeurs ».

Les animaux vivant en liberté n'ont pas besoin de tout cela : selon une étude publiée en 1996 par des chercheurs britanniques dans la revue *Ethology*, les chats errants se composent de leur propre initiative une alimentation équilibrée, contenant suffisamment de nutriments, de sels minéraux et de vitamines.

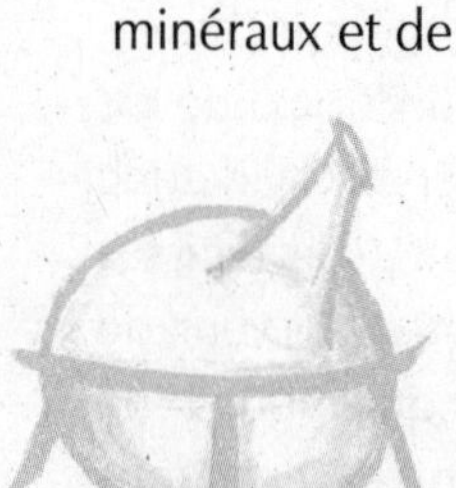

Hommes et animaux égaux devant les maladies de civilisation

Les animaux domestiques ont perdu le sens de ce qui est sain. Ils ont désormais lié leur destin à celui des humains, maladies comprises. Celles-ci sont nécessairement très semblables, puisque humains et animaux vivent côte à côte, ingèrent les mêmes aliments provenant des mêmes fournisseurs et les mangent à la même cadence. Maître et chien souffrent des mêmes maladies de civilisation : arthrose, diabète, eczéma, allergies. Ils meurent également des mêmes causes : « Au grand âge, le comportement et les causes de mortalité sont de plus en plus semblables chez l'être humain et le chien », déclare la zoologiste Helga Eichelberg, qui a étudié 9 248 causes de décès chez le chien. Le cancer tue 27,3 % des chiens et 24 % des humains, les maladies de l'appareil digestif tuent 4,8 % des hommes et 7,8 % des chiens.

Comme chez les humains, le mal qui tourmente le plus les pauvres bêtes est l'obésité. Selon les estimations des vétérinaires, jusqu'à 40 % des chats et des chiens américains sont trop gros. Aussi a-t-on récemment ouvert à Los Angeles un club de « fitness » pour chiens, où Bello et Rex peuvent éliminer leurs kilos superflus en courant sur un tapis roulant. « La surcharge pondérale chez les animaux de compagnie semble aussi problématique que chez les êtres humains », déclare le Dr Elisabeth Hodgkins, spécialiste américaine d'alimentation animale. En effet, « les chiens ne savent plus distinguer entre leurs besoins et leurs désirs ».

Évidemment, ce n'est pas un hasard. L'être humain a dû faire preuve de beaucoup d'ingéniosité pour débarrasser les animaux de la sensation instinctive de satiété, frein naturel à la suralimentation. Prenons le cas de la fabrique d'arômes de Holzminden, Haarmann & Reimer. Celle-ci fournit des goûts raffinés aux producteurs d'aliments pour chats et pour chiens et peut leur prouver que les résultats commerciaux sont nettement meilleurs lorsque leurs boîtes incluent des arômes venant des laboratoires de Holzminden.

Le fabricant d'arômes a d'ailleurs déposé un brevet auprès de l'Office européen des brevets, sous le numéro 0 043 486 A 2. Ce brevet concerne « un nouvel agent aromatisant pour aliments pour animaux, un procédé pour modifier l'arôme ou l'odeur des aliments pour animaux, et les aliments pour animaux fabriqués selon ce procédé ». Le dossier de brevet ajoute : « Les animaux, en particulier les animaux de compagnie, préfèrent certains aliments, et l'arôme joue un rôle déterminant à cet égard. C'est la raison pour laquelle l'aromatisation des aliments pour animaux revêt une importance particulière. »

La société vient de trouver un agent aromatisant qui porte un nom assez compliqué : le 2-méthyl-3-mercaptothiophène. Par bonheur, les animaux n'ont pas à prononcer ce nom ; il leur suffit de manger le produit, ce qu'ils font avec plaisir si l'on en croit le dossier de brevet : « Les aliments comprenant l'arôme en question sont particulièrement appréciés des animaux. »

Bien sûr, tout ceci a été amplement prouvé par des tests : on a présenté à des chiens et à des chats deux écuelles : l'une contenant des aliments normaux, l'autre des aliments aromatisés. Les deux écuelles étaient suffisamment remplies, de manière à ce que les animaux ne puissent les vider entièrement. Après chaque repas, on mesurait ce qu'il restait. Les chiens ont été testés pendant sept jours, les chats pendant dix.

Résultat : tous les animaux préféraient les aliments aromatisés. Les chiens consommaient en moyenne 61,3 % de la nourriture aux arômes, contre 38,7 % des aliments normaux. Les chats manifestaient une préférence encore plus nette : ils avalaient 70,1 % des aliments aromatisés contre seulement 42,8 % des autres.

S'ils le pouvaient, les chats achèteraient Whiskas, dit-on. Cela pourrait s'expliquer par le fait que ces boîtes contiennent des goûts de synthèse raffinés : c'est le cas du « Whiskas au bœuf », du « Whiskas à l'agneau et à la volaille », ainsi que du « Sheeba à la sole en aspic ». De même, le « dîner gourmet » de Friskies, filiale de Nestlé, contient des arômes industriels, tout comme la spécialité au bœuf et au poulet pour chats de la même maison. Les propriétaires des animaux pourraient le savoir s'ils lisaient les étiquettes américaines. Mais rien de tout cela n'est mentionné en Europe.

Ainsi, les chats et les chiens sont-ils eux aussi menés par le bout du nez. Mais ils bénéficient d'expériences gustatives dont leurs ancêtres de l'ère préindustrielle n'auraient pas pu rêver.

Quant aux porcs qui ont enfin la possibilité de s'adonner avec délices à leur pulsion primale pour les fraises à la chantilly, la rapidité de leur engraissement devrait servir de sonnette d'alarme pour les êtres humains. Car ces derniers aussi peuvent prendre, grâce aux arômes, plus de poids qu'ils ne le voudraient. L'association de lobbying de l'industrie des arômes le reconnaît elle-même. Dans un document d'information intitulé « Arômes – questions et réponses », l'association écrivait : « Enfin, relevons que l'on n'a pas encore connaissance de problèmes de santé dus à la consommation de denrées alimentaires aromatisées, à l'exception de l'excès de poids. »

Cet aveu date du 22 janvier 1996 et a été diffusé pendant des années sans que le grand public le sache. Mais lorsque les questions de goût ont commencé à susciter un intérêt général et que les problèmes d'obésité sont devenus de plus en plus pressants, le lobby des arômes a revu sa position. Il a publié, au mépris de la vérité, un démenti récusant « l'assertion » selon laquelle « les arômes pourraient entraîner l'obésité ». Sur sa page Internet (www.aromenhaus.de), l'association proclame désormais : « Ces affirmations n'ont pas été diffusées par notre association et sont donc de nature à induire le public en erreur. »

Si les gens sont gros, c'est de leur propre faute. L'obésité est due « à un comportement alimentaire effréné. » Cela tombe bien, l'industrie du goût possède déjà le contrepoison qui permet de rester svelte : les édulcorants.

Mais les pauvres porcs qui se sont goinfrés grâce aux additifs du groupe Danisco doivent encore servir d'avertissement. Certains d'entre eux ont pu expérimenter un goût artificiellement sucré : des fraises à l'édulcorant. Ils ont battu tous les records d'engraissement forcé. Tandis que ceux de leurs congénères qui recevaient une alimentation normale ne prenaient que 301 g par jour, les heureux mangeurs d'arôme de fraise à l'édulcorant ont grossi de 326 g par jour. Record battu !

Voilà un résultat qui n'intéressera pas que les apôtres des régimes amaigrissants. Nombreux sont en effet les mangeurs qui consomment ces goûts artificiels à leur insu. En effet, de plus en plus de fabricants remplacent le sucre, trop cher, par des produits de synthèse bon marché.

La marche triomphante mais discrète des édulcorants

Andreas aime la chimie. Surtout dans l'assiette. Car les ingrédients artificiels, affirme-t-il, sont absolument sûrs, parfaitement sains, et soumis à des contrôles permanents : « Je sais ce qu'il y a dedans. Tout cela fait l'objet d'excellents tests. » La nature, elle, lui semblerait plutôt suspecte, avec cette végétation sauvage qu'elle produit. Il l'évite autant que possible : « La nature n'est pas aussi bien contrôlée. » L'acesulfame K correspond donc tout à fait à ses préférences : « C'est entièrement chimique », s'exclame-t-il d'un ton jubilatoire. Ce jeune homme au large sourire s'appelle Andreas W. Lotz, il est directeur des ventes et du marketing de Hoechst Food Ingredients, une filiale alimentaire du groupe chimique Hoechst. Sa société produit d'énormes quantités de cette poudre blanche et enregistre des taux de croissance atteignant 50 % par an. Ou plutôt, les enregistrait il y a quelques années. Depuis, le groupe a subi pas mal de réorganisations. Il s'est uni au français Rhône-Poulenc pour former le groupe Aventis et la poudre blanche est désormais fabriquée par sa filiale Nutrinova. Mais une chose n'a pas changé : le produit en question a toujours un succès fou.

L'acesulfame K est un produit d'origine chimique, c'est du plastique pur et simple. Il doit son succès à une propriété que les chimistes ont découverte par hasard en 1967 : il a une saveur sucrée. Rien qu'en Allemagne, pour la seule année 1996, il a été ajouté à 700 millions de litres de boissons. Depuis qu'il a été autorisé aux États-Unis en juillet 1998, les Américains sont inondés par son goût sucré artificiel, par exemple dans la boisson non alcoolisée « Pepsi One ». Le succès a été tel que les stratèges de Nutrinova ont sensiblement renforcé leurs capacités de production. Cet édulcorant plastique est désormais commercialisé au Portugal et à La Barbade, en Bolivie, à Trinité et au Guatemala : « Notre carte du monde n'a pratiquement plus de taches blanches », déclare avec ravissement le professeur Gert-Wolfhard von Rymon Lipinski, spécialiste des édulcorants chez Nutrinova, qui parcourt en avion le monde entier pour écouler son produit.

Bien entendu, cet édulcorant artificiel a été amplement testé. En 1988, l'autorité américaine de contrôle des aliments, la FDA (Food and Drugs Administration), a autorisé sa commercialisation dans le chewing-gum et les boissons, le café instantané et le thé, les desserts, les puddings et les succédanés de crème en poudre. Depuis lors, il est autorisé dans 90 pays. Depuis 2002, le Japon l'autorise aussi dans les médicaments, ce qui réjouit tout particulièrement la société Nutrinova, car cela permet de l'utiliser ailleurs pour édulcorer des sirops ainsi que d'autres médicaments.

Pourtant, les associations américaines de défense des consommateurs en déconseillent la consommation. Les experts du Center for Science in the Public Interest ont placé l'acesulfame K, commercialisé sous le nom de Sunett, sur une liste de dix ingrédients à supprimer des menus : « Évitez l'acesulfame K et les produits qui en contiennent. » Les défenseurs des consommateurs émettent des réserves quant à l'impact du produit sur la santé : « Le public attend d'un édulcorant artificiel qu'il ne présente aucun risque pour la santé. Ce n'est pas le cas de celui-ci. Comparé à l'aspartame et à la saccharine, qui ne sont pas eux-mêmes irréprochables, l'acesulfame K est même le pire des trois. Cet additif a été insuffisamment testé – la FDA a fondé son autorisation sur des tests qui ne satisfont même pas à ses propres exigences. Malgré tout, ces tests suggèrent qu'il peut être cancérigène chez les animaux. Il peut accroître le risque de cancer chez l'être humain. »

De son côté, la FDA justifie sa décision en défendant ses critères d'autorisation : elle n'aurait certainement pas admis le produit si les tests avaient révélé le moindre problème.

L'acesulfame K n'est pas le seul édulcorant controversé. L'aspartame, qui édulcore notamment le Coca Light, est lui aussi soupçonné de provoquer des troubles de santé pouvant aller jusqu'à des tumeurs du cerveau – même si les sociétés qui le produisent assurent le contraire avec véhémence.

Mais les autorités, FDA en tête, n'ont pas voulu interdire ces substances. Elles continuent à croire à leur innocuité.

Les fabricants de boissons et de desserts préparés peuvent évidemment se frotter les mains. Car, si l'on en croit le prospectus du Sunett, ils en retirent « des avantages économiques certains ». Cela pourrait peut-être expliquer le récent boom des édulcorants synthétiques.

Cela faisait en effet des années que la vague du « light » était retombée. Les clients se détournaient des produits allégés. Le bouche à oreille avait fonctionné chez les obèses, réels ou imaginaires, qui n'ignoraient plus qu'on leur avait servi toutes sortes de mensonges sur les produits appauvris en calories : en réalité, une saucisse fumée allégée présente à peine 2 calories de moins qu'une saucisse normale, un plat de poulet « doux-amer » prétendument allégé contient 98 calories pour 100 g, soit pratiquement autant que les 100 calories d'un jarret de porc. Un gâteau marbré « light » compte même plus de calories que son équivalent normal. En outre, des études réalisées par les associations de consommateurs avaient révélé que, parmi 214 produits allégés, 1 sur 5 annonçait des valeurs nutritives erronées. Les juges avaient même dû intervenir contre des publicités abusives : le tribunal de grande instance de Francfort avait interdit au groupe Kraft de qualifier sa sauce de salade « Miracle Whip » de « miracle de légèreté » ; en effet, les juges avaient constaté avec dégoût que ce produit se composait « pour moitié de graisse pure ». De même, les fanatiques des édulcorants avaient reçu une douche froide en découvrant que la commercialisation généralisée des succédanés de sucre ne s'était pas traduite par un amincissement généralisé de la population.

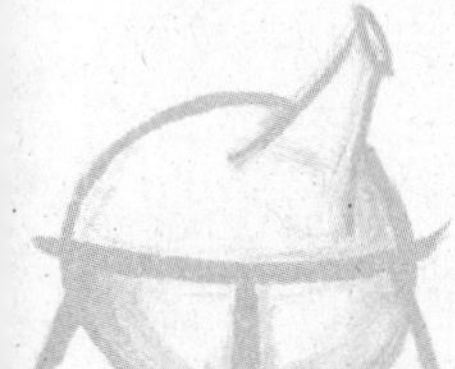

Des édulcorants qui font grossir

Cela pourrait s'expliquer par les effets provoqués dans l'organisme par ces sucres artificiels. Ce que l'on peut observer, c'est qu'ils font... prendre du poids ! Exactement l'inverse de ce que les consommateurs en attendent. La saccharine, par exemple, est autorisée dans le règlement de l'Union européenne sur l'alimentation des porcs sous la rubrique des « substances stimulant l'appétit. »

Les édulcorants font grossir, comme l'ont prouvé des essais sur les animaux, notamment sur des porcs hollandais et danois qui ont eu le plaisir de se gaver non seulement d'arômes, mais aussi de ces substances. Dans une étude à grande échelle, les Américains apportent la preuve que les produits peu caloriques ne sont pas d'une grande utilité pour l'être humain. Pire, une étude réalisée auprès de 80 000 femmes par la Société américaine contre le cancer a montré que celles qui consomment des édulcorants grossissent davantage que celles qui préfèrent le sucre. Et bien qu'ils soient fanatiques des produits allégés, les Américains ne cessent de grossir.

Ces pauvres Américains sont doublement victimes de mécanismes invisibles, mais efficaces. D'une part, le corps humain ne s'est pas encore tout à fait adapté aux nouveaux aliments qui ne servent à rien. Lorsque l'organisme reçoit le signal gustatif « sucré », il se prépare à recevoir des aliments particulièrement riches en énergie, et sécrète de l'insuline en vue de les dégrader. Si ce qui est ingéré ne correspond pas à cette attente, l'organisme réagit par le « réflexe insulinique céphalique », la fringale : il se précipite à nouveau sur le réfrigérateur. D'autre part, la probabilité de trouver quelque chose de nutritif dans à l'intérieur des emballages multicolores diminue elle aussi. Car la concurrence féroce qui oppose les géants de l'alimentation les pousse à proposer des prix toujours plus bas, tout en matraquant les consommateurs de publicité : il ne leur reste tout simplement plus d'argent pour acheter leurs matières premières. Même le sucre passe déjà pour un produit de luxe. La tentation est donc grande de remplacer ces produits de luxe par des produits de synthèse. Ainsi, le Sunett permet-il de réaliser jusqu'à 40 % d'économies par rapport aux autres « solutions édulcorantes ».

Les mécanismes du marché étant extrêmement efficaces, quoique invisibles, les Européens ont eux aussi de moins en moins de chances d'échapper aux succédanés bon marché : s'ils ne passent pas de leur plein gré aux produits « allégés », les fabricants mélangent ces produits peu chers aux aliments normaux – sans le crier sur les toits. La société Kauffmann, par exemple, a un tout petit peu manipulé le goût de ses cornichons aigres-doux aux 7 herbes en y ajoutant des « arômes naturels » et de la « saccharine ».

Pour ses rollmops, la société Homann utilise non le produit naturel onéreux, mais son imitation bon marché. Et la société Hero Drinks Group, quatrième producteur de boissons du Royaume-Uni, a opté pour le Sunett dans son « Hero Concentrated Fruit Juice Drink » afin, selon le directeur du marketing, « d'optimiser la qualité du produit de manière rentable ». Selon un prospectus de Hoechst, son fabricant, le Sunett « fait la joie des comptables ».

C'est pourquoi le Sunett est déjà utilisé dans plus de 3 000 produits dans le monde entier. La société Rhönsprudel à Weyhers, près de Fulda, mélange cette substance synthétique à ses boissons. Cette société a récemment rebaptisé un produit contenant du Sunett, comme le relate Madame Gabriele Nitz, responsable générale des ventes, dans le prospectus de Hoechst : « Fiesta Light », une limonade au citron, est devenue « Fiesta Fit », parce que « la notion de "light" a de plus en plus souvent une connotation négative pour les consommateurs ». Et puisque ce nouveau « concept de sucrage » est bon marché, il est resté assez d'argent pour diffuser des spots publicitaires à la radio. Voilà qui permet au producteur de l'édulcorant de se gargariser en citant cette conversion « exemplaire » du « light » au « fit ».

Le sucre artificiel progresse partout. Sur l'étiquette, le plus souvent, on cherchera en vain la mention « allégé » ou autre. Le goût ne permet pas toujours de remarquer quelque chose. S'exprimant dans la revue spécialisée *Die Ernährungsindustrie* (L'Industrie alimentaire), Harald Meyer, ingénieur alimentaire chez le producteur d'édulcorants NutraSweet, relate un essai en aveugle, où des dégustateurs ont dû boire du Coca-Cola : dans un cas, la bouteille usuelle du commerce contenant 100 % de sucre, dans l'autre, du Coca contenant 40 % de NutraSweet. Résultat : les participants « n'ont remarqué aucune différence ». « Grâce aux économies réalisées avec des arômes et des concentrés, le fabricant peut considérablement augmenter la part de fruits et donc le goût de fruits », si l'on en croit M. Meyer.

Même s'il y a longtemps que la mode du « light » est passée, les édulcorants bon marché représentent une tentation bien trop forte pour que les producteurs n'y succombent pas. Et comme les gens ne cessent de grossir, on leur cache ces additifs chimiques, qui ne sont évidemment mentionnés qu'en tout petits caractères.

Il est vrai que la peur panique des matières grasses joue en faveur des producteurs. Ironie du sort, les craintes compréhensibles que les gens peuvent nourrir à propos de leur santé servent précisément à leur faire consommer de la chimie à haute dose. « Sveltesse 0 % » de Nestlé, un produit laitier dépourvu de matière grasse et proposé par exemple « aux fruits du marché » ou « à la mousse de fruits », contient de l'aspartame et de l'acesulfame K, édulcorants vedettes très courus ces derniers temps. Danone utilise volontiers ces deux substances dans ses produits alimentaires, par exemple dans ses produits laitiers aux fruits « Taillefine 0 % » ou dans sa boisson « Actimel » à 0 % de matières grasses, prétendue ultra-saine et censée renforcer les défenses immunitaires.

Les consommateurs doivent déguster les mensonges pur sucre des producteurs : bien souvent, les produits en question ne contiennent pratiquement pas de fruits, et bien sûr pas de sucre non plus. Le goût est manipulé, corrigé, retouché. S'il laisse parfois un arrière-goût amer, cela tient à la nature de la chose, ou plutôt aux édulcorants artificiels. Mais cette amertume peut elle aussi être camouflée par des produits chimiques. Par exemple le « sclaréolide ». Un beau produit : le géant du goût IFF l'a fait protéger par un brevet (brevet américain numéro 4.988.532). Cette substance permet de « moduler » la saveur sucrée du NutraSweet, entre autres. Il permet d'en effacer « l'arrière-goût désagréable », de mimer une saveur pleine et fraîche. Ironie : ce composé chimique breveté n'a lui-même absolument aucun goût. Il peut améliorer toutes sortes de produits sucrés, tels que le chocolat, les mousses, les gâteaux, les crèmes glacées, et même les vins liquoreux. Selon le brevet, il peut également éliminer les éventuelles notes d'amertume dans les aliments pour animaux, les sticks salés, les bretzels, les soupes et les simili-fromages. Il peut même « sensiblement améliorer » le goût des pâtes dentifrices et des gargarismes.

Quel rapport entre le chocolat, les aliments pour chiens et les gargarismes ? Peut-on citer le moindre ingrédient traditionnel qui soit utilisable aussi bien pour le vin liquoreux, les aliments pour animaux, les pâtes dentifrices et les bretzels ? Non. Jusqu'ici, les choses évoluaient dans leurs univers respectifs, les mélanges n'étaient possibles que dans certaines limites, les lignes de démarcation usuelles restaient reconnaissables. Mais les chimistes ne connaissent pas de frontière au goût. Ils dissolvent les rapports entre les choses. Dans le nouveau monde du goût, les choses ont perdu leur place, les produits comestibles ont été aliénés.

La mousse au chocolat contient, au moins en partie, les mêmes ingrédients que les aliments pour chiens. Le vin servi au dessert doit son goût aux mêmes substances que les gargarismes. la gourmandise est tombée entre les mains des ingénieurs et des conseils en brevets, mais cela n'a rien de drôle. Le goût sucré, privé de toute réalité tangible, n'est plus qu'une illusion. Il n'a plus de valeur nutritive, plus d'énergie. Ses calories ont été remplacées par des produits chimiques. Ce nouveau sucre n'a pas sa place dans l'organisme, qui ne sait d'ailleurs quoi en faire, et s'empresse de « l'éliminer intégralement », comme l'annonce le producteur du Sunett. Il est donc superflu ou plutôt : c'est du luxe, rien que du luxe.

Jusqu'ici, le sucré avait un sens. Les chercheurs ont établi que la perception du sucré est l'une des premières expériences gustatives du nourrisson. Avant même d'avoir tété le sein, un bébé perçoit le sucré : il réagit positivement à une solution sucrée, parce que, pour l'organisme, le sucré signale un apport énergétique. Il déclenche aussi une légère euphorie, chez les enfants comme chez les adultes, car il stimule la production de sérotonine, « l'hormone du bonheur ».

Le sucré n'est pas seulement un signal pour l'organisme, c'est aussi un symbole d'appartenance sociale. Au début de sa carrière, le sucre était réservé aux classes supérieures : « Le sucre était jadis un plaisir féodal », déclare Annelies Furtmayr-Schuh, auteur d'ouvrages scientifiques. Au Moyen Âge, les négociants vénitiens importaient d'Arabie le « sukkar », que les empereurs et les rois européens avaient appris à aimer lors des Croisades. Charles Quint connaissait déjà le massepain, que l'apothicaire de la cour préparait avec du sucre et des amandes broyées ; en dessert, l'empereur prenait des confiseries. À l'époque baroque, dans le « milieu luxueux de la cour de France » (Furtmayr-Schuh), les repas s'achevaient régulièrement par des mets sucrés, préparés sous des formes les plus diverses ; liqueurs, limonades, glaces et pralinés enrichissaient la table – le sucré était le summum du faste baroque. Plus tard, les bourgeois du XVIIIe siècle, tenus de rester sobres lorsqu'ils concluaient des affaires, s'habituèrent à boire du café le matin au lieu de la bière, plus répandue chez les paysans, et adoucirent leur nouvelle boisson avec du sucre. Enfin, les ouvriers utilisèrent à leur tour le sucre dans un but pratique : il leur permettait de mieux supporter les fatigues de la vie prolétarienne, de recevoir un apport de calories bon marché et de voir la vie en rose : ils avalaient de la bouillie de riz et du pudding très sucrés. Sous la république de Weimar, un slogan publicitaire était omniprésent sur les colonnes d'affichage : « Économiser le sucre est une grave erreur – le corps en a besoin, le sucre est nourrissant. »

La révolution industrielle a démocratisé le sucre. Coca-Cola, chewing-gum, chocolat et autres friandises ont séduit le peuple, car leur prix était devenu accessible. Une maladie jusque-là réservée aux nantis est apparue dans de larges couches de la population : la carie dentaire. Revers de la médaille des douceurs de la vie.

C'est alors que les édulcorants artificiels sont apparus comme solution de substitution. Mais leur effet sur la santé n'est pas aussi bon que cela. Du moins pas pour tout le monde.

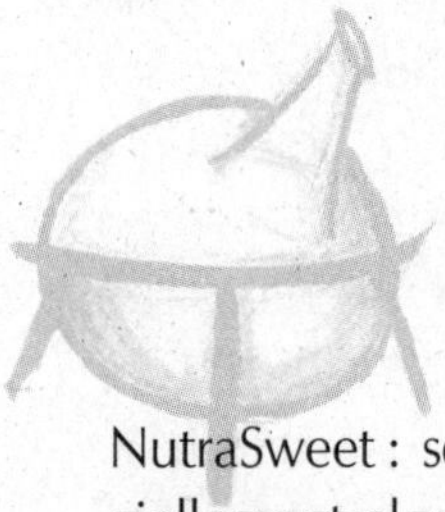

Des succédanés de sucre plus nocifs que l'original

Prenons l'exemple de l'aspartame, la substance du NutraSweet : selon le fabricant, une filiale de Monsanto, il édulcore artificiellement plus de 5 000 produits dans plus de 100 pays, dont le Coca-Cola Light. Chez de nombreux enfants, il peut provoquer des troubles du développement intellectuel : un bébé sur 20 000 naît avec une maladie métabolique rare, la phénylcétonurie (PCU). Ces enfants ne peuvent pas éliminer convenablement une substance, la phénylalanine, que l'on retrouve dans l'aspartame. Si ces bébés consomment de l'aspartame, la phénylalanine peut s'accumuler dans le sang jusqu'à atteindre des concentrations toxiques. Mais ce n'est pas tout. Aux États-Unis, des milliers de consommateurs d'aspartame se sont plaints d'autres effets secondaires : maux de tête, dépressions, vertiges, voire pertes de mémoire, crises de panique et d'épilepsie. Certains scientifiques soupçonnent ce produit synthétique de provoquer des altérations des fonctions cérébrales. L'aspartame provoquerait aussi des tumeurs du cerveau, mais ce point reste controversé.

En 1993, les auteurs du best-seller américain « Safe Food » lancèrent la recommandation suivante : « Évitez l'aspartame si vous êtes enceinte, si vous souffrez de PCU ou si vous croyez avoir déjà observé des effets secondaires sur vous. Si vous en consommez plusieurs doses par jour, songez à les diminuer. Et pour plus de sécurité, ne donnez pas d'aspartame à vos enfants. » La confiance dans l'aspartame n'avait pas été renforcée par le journal britannique *The Guardian* qui signalait, en 1990, que le fabricant NutraSweet avait falsifié des tests destinés à la FDA en vue de l'obtention d'une autorisation.

Des études récentes confirment le soupçon d'effet cancérigène : une étude neurologique publiée en 1996 aux États-Unis attribue la hausse rapide de la fréquence des tumeurs du cerveau dans ce pays, au milieu des années 1980, à une augmentation de la consommation de NutraSweet. En outre, une étude publiée début 1997 dans la revue médicale *The Lancet* par le Palm Beach Institute for Medical Research signalait une augmentation de ce type de tumeur ainsi que des crises de tétanie, des dépressions et des états de confusion mentale. Ses auteurs réclamaient l'interdiction de l'aspartame dans les produits alimentaires.

De son côté, la société productrice traîne implacablement ses contradicteurs en justice, sur la base d'études censées attester de l'innocuité du produit. Mais elle a dû se plier au jugement du tribunal de grande instance de Düsseldorf, qui a estimé que l'absence d'unanimité scientifique sur ce sujet autorisait les critiques.

Un mélange de cyclamates et de saccharine n'est sans doute pas plus sain : dans des essais sur les animaux, ce mélange a provoqué des cancers de la vessie – un constat qui a lui aussi déclenché une guerre d'experts. L'industrie des édulcorants a contre-attaqué par des douzaines d'essais prouvant le contraire, ce qui n'a pas empêché les cyclamates d'être interdits aux États-Unis. En Europe, où ces substances sont toujours autorisées, la revue *Öko-Test* a fait la recommandation suivante : « Les femmes enceintes et celles qui allaitent devraient renoncer aux cyclamates. Ils peuvent traverser le placenta et se retrouver dans le lait maternel. »

Enfin, la saccharine est elle aussi contestée. Aux États-Unis, les produits qui en contenaient ont longtemps dû porter un avertissement : « L'utilisation de ce produit peut nuire à votre santé. Ce produit contient de la saccharine qui a provoqué des cancers lors d'essais sur les animaux. » Cette mention a fini par disparaître, car les fabricants ont pu présenter suffisamment d'études lavant la saccharine d'un tel soupçon.

Comme un nombre croissant de consommateurs absorbe ce produit contesté sans le savoir, l'Union européenne a tenté d'améliorer au moins les règles d'étiquetage : qui, en mordant dans un cornichon ou un rollmops, imagine qu'il ingère un produit chimique potentiellement cancérigène ? A fortiori lorsqu'il s'agit d'un cornichon traditionnel et non d'un quelconque cornichon allégé, diététique ou de régime.

Mais l'industrie des additifs s'est opposée aux efforts visant à faire apparaître les édulcorants bien en vue sur l'étiquette. Selon la revue spécialisée *International Food Ingredients*, cela constituerait « un double étiquetage superflu ». Après tout, la saccharine est déjà mentionnée en petit, tout à la fin de la liste. L'industrie l'a emporté. La prévention du cancer devra donc se satisfaire de petits caractères.

Quel monde singulier que celui des boîtes de conserve, des sachets et des bocaux ! L'univers de la consommation est celui du faux-semblant. Bien en vue sur les sachets, les verres, les boîtes, on trouve des noms fantaisistes, alors que les véritables ingrédients sont dissimulés loin derrière, en petites lettres. Comme s'il y avait quelque chose à cacher.

Oui, il y a bien quelque chose à cacher. Ce qu'il faut cacher, c'est une déplaisante vérité : au milieu d'un monde de prospérité règne une détresse poignante, une pénurie qui touche les choses les plus fondamentales de la vie. Jusqu'au sucre, qui redevient un produit de luxe comme jadis dans les ténèbres du Moyen Âge. On ne peut même plus lui accorder la faveur d'assaisonner un cornichon.

Et ce manque ne fait que croître. Il faut économiser toujours plus sur les matières premières. Au cœur de notre monde d'abondance, ceux qui décident de notre alimentation prennent désormais pour modèles les silhouettes faméliques de Calcutta ou de Lima qui fouillent dans les décharges publiques. Heureusement, les décharges de notre société prospère sont bien plus riches que celles de Calcutta ou de Lima. Et bien entendu, ceux qui s'occupent de notre alimentation disposent de possibilités de recyclage bien différentes. Y compris en ce qui concerne le goût.

Car ils doivent avoir un goût parfait, ces aliments obtenus à partir de déchets.

Un camouflage parfait : des déchets déguisés en aliments

La recette peut ne pas plaire à tout le monde : elle est à base de boues d'épuration. Prenez les éléments solides de ce brouet, y compris le papier toilette qu'on y trouve d'ordinaire en quantité, transformez-les en granulat par une cuisson à haute température, broyez le tout et ajoutez-y quelques protéines de soja. Vous obtenez du « Jinko Nikku », un nouveau succédané de viande. Sur le plan de la saveur, cette création de Mitsuyuki Ikeda, un scientifique japonais d'Okoyama, laisse encore un peu à désirer : les premiers dégustateurs lui ont trouvé le goût de vieille poule assorti d'un léger fumet de poisson. Mais cela a été corrigé : la production alimentaire moderne a plus d'un tour dans son sac pour manipuler les saveurs et masquer les goûts, même les plus pénétrants.

Malgré ses légères déficiences, cette invention marque un nouveau point culminant de l'inventivité des ingénieurs. Mais elle ne sera sans doute pas couronnée d'un grand succès. En effet, M. Ikeda a commis une grave erreur : il a toléré que son produit soit publiquement qualifié de « WC-burger », et il a fait preuve d'une transparence impardonnable en présentant son invention avec impartialité. « Je ne m'attends pas à un succès commercial, a-t-il annoncé lors de sa présentation, il est probable que ce produit ne sera consommé qu'en période de grande famine. » Il a d'ailleurs précisé qu'il voulait simplement démontrer « que ce qui quitte le corps par les voies naturelles peut être réingurgité sous une forme recyclée ».

Tout cela n'est guère appétissant. Ce n'est pas ainsi que l'on fait vendre. M. Ikeda méprise les règles les plus élémentaires de la commercialisation. Il oublie l'élégance et, bien entendu, la discrétion. Il faut présenter au consommateur le produit fini sous ses couleurs les plus chatoyantes, en passant sous silence le processus peu alléchant et parfois inévitable qui préside à sa production. En tout cas, il faut absolument éviter d'imiter M. Ikeda, qui a présenté son produit à la presse avec une mine plutôt dégoûtée et a posé ainsi pour des photos, avidement reprises par une revue comme *Greenpeace-Magazine*, dont l'hostilité au progrès est bien connue.

Dans des cas semblables, les industriels de l'alimentaire font preuve d'infiniment plus de professionnalisme, ce qui permet de faire largement progresser le recyclage tout en évitant une déplaisante contre-publicité. Après tout, la raison commande de réutiliser les restes, ne serait-ce que pour des motifs économiques, puisque ces matières premières sont incroyablement bon marché. En outre, ce recyclage est le bienvenu sur le plan écologique, puisqu'il diminue les montagnes de déchets. Pour peu qu'on les commercialise avec la discrétion appropriée, les délices venues tout droit des décharges se vendent dès aujourd'hui comme des petits pains.

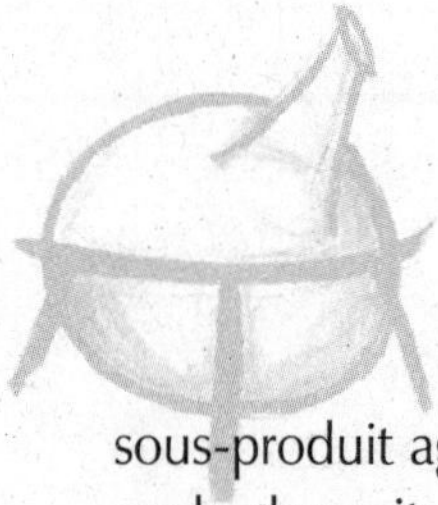

Quand l'industrie se fournit dans les décharges

Prenons par exemple le petit-lait. Ce liquide verdâtre est un sous-produit agricole issu de la fabrication du fromage. Jadis, on le jetait ou on le donnait aux cochons. Peut-être était-ce une réaction de défense instinctive. Des études récentes montrent en effet qu'un élément protéique du petit-lait pourrait contribuer à l'apparition du diabète. D'un autre côté, le petit-lait a une valeur nutritive que l'industrie alimentaire a appris à mettre à profit : la protéine du petit-lait se retrouve comme additif dans les aliments pour bébés, le fromage frais ou les soupes instantanées. Ou comme protéine de substitution dans les bâtonnets de poisson en gelée japonais. Une invention de l'un des plus influents techniciens alimentaires en personne : Ernst Reimerdes, qui était chercheur chez Nestlé jusqu'à son départ à la retraite. M. Reimerdes a également des compétences en tant que « food-designer ». « Un principe de base du design alimentaire, selon lui, consiste à se préoccuper du recyclage et à en retirer des éléments nutritionnels de haute qualité. »

C'est à la laiterie Müller, en Bavière, que revient le mérite d'avoir permis à tous de pouvoir savourer cette eau usée verdâtre mais nutritive qu'est le petit-lait. Cela n'a pas été facile : « Nous y avons travaillé pendant cinq ans », a raconté à un journaliste un des responsables du développement de la laiterie. La solution a fini par être trouvée : un peu de petit-lait, un peu d'eau, de la caféine, du glucose pour apporter de l'énergie et des édulcorants artificiels pour remplacer le sucre à moindre coût. Chez Müller, on a recours au Sunett, l'édulcorant artificiel de Hoechst (voir pages 119-123).

Car le Sunett est particulièrement utilisé dans ce genre de boissons au petit-lait. D'après le Dr Guido Ritter, du département technique alimentaire du producteur d'édulcorants Nutrinova, ces boissons ont « une image positive » auprès du consommateur. Leur fabrication est toute simple, si l'on en croit la « recette indicative » de son entreprise. Ajoutez au petit-lait en poudre un peu de Sunett, puis les édulcorants aspartame et néohespéidine-C, ainsi que 0,2 g d'acide ascorbique, c'est-à-dire de la bonne vitamine C. Votre boisson diététique est prête. Il est encore possible d'y ajouter un soupçon de goût, car le Sunett s'harmonise « parfaitement avec les arômes, les agents gustatifs ou les préparations fruitées ». L'eau usée réapparaît alors sous une forme tout à fait nouvelle, agrémentée de saveurs inattendues, selon le prospectus de Hoechst : « En ce qui concerne les arômes, tout ce qui plaît est possible : goût cerise, pêche, abricot, mangue ou banane. »

La magie des imitateurs du goût a enfin dissipé l'aura douteuse qui entourait jusque-là le recyclage des déchets. Pour les générations précédentes, ce genre d'ersatz évoque des périodes sombres où les repas véritables étaient rares et où l'estomac criait famine. De fait, bon nombre d'inventions remontent aux périodes de disette. Le pain de seigle sans seigle par exemple, ou la simili-saucisse au soja colorée au sang. C'est l'ancien chancelier allemand Konrad Adenauer qui avait inventé ces pseudo-produits pendant la Première Guerre mondiale pour atténuer les privations provoquées par le conflit.

Ces souvenirs désagréables sont longtemps restés associés aux produits de substitution. C'est pourquoi même les imitations récentes n'ont pas toujours suscité l'enthousiasme qu'elles méritent. En 1988 encore, une demande de brevet portant sur « le recyclage de déchets à valeur nutritive » était rejetée. Elle visait à valoriser des produits de qualité inférieure : l'inventeur souhaitait utiliser des déchets d'abattoir, du sang, des plumes et des soies de porc pour obtenir des protéines et des matières grasses.

Désormais, les autorités semblent avoir surmonté leurs préventions. Depuis peu, le recyclage des déchets jouit même d'un soutien public actif. Le ministère américain de l'Agriculture, par exemple, a développé un nouveau succédané de matières grasses, appelé « Z-trim », à partir de déchets agricoles tels que son d'avoine, de riz, de pousses de soja et de petits pois. Ces déchets sont séchés, et moulus en une poudre très fine. D'après l'inventeur, cette poudre, une fois dissoute dans la bouche par la salive, gonfle et produit une sensation identique à celle de la graisse. À ceci près qu'elle ne fait pas grossir, mais joue le rôle de fibres. Excellent pour la santé.

L'Europe n'est pas en reste. Ses chercheurs fouillent eux aussi dans les décharges : « une économie alimentaire sans déchets », tel est le nom d'un projet où l'ingénieur Benno Kunz, de l'université de Bonn, recherche les possibilités de recyclage des tourteaux (résidus de pressage) issus de la production de jus de carottes et autres légumes. Rien qu'en Allemagne, plus de 100 000 tonnes de ces restes finissent tous les ans dans les décharges. « C'est dommage de les jeter », fait observer M. Kunz, qui a manifestement à cœur d'apporter son aide aux entreprises en quête de nouvelles sources de profits. Selon sa page d'accueil Internet, son institut « s'intéresse vivement » à la recherche pour le compte des entreprises. Dans ce domaine, la « discrétion » va de soi. Mais par pur orgueil, les logos de sociétés de renom figurent sur les pages de l'institut (www.ilt.uni-bonn.de) : Nestlé, Dr Oetker, Dragoco (groupe Symrise) et même le producteur d'aliments pour bébés Hipp.

Le ministère allemand de la Recherche s'est impliqué dans ce projet – après tout, il est dans l'intérêt public de pouvoir faire de la place, déjà fort rare, dans les décharges publiques. Il est totalement ridicule de jeter des tonnes de choses qui seraient encore parfaitement consommables ; par exemple « des tranches de raves, de la pulpe humide de pommes de terre, du son ou des écorces de cacao » pourraient, selon Kunz, être consommés si on les présentait sous une forme attrayante. Ainsi, les déchets organiques pourraient être séchés, moulus, légèrement transformés, puis ajoutés aux jus de fruits, aux produits laitiers et aux articles de boulangerie. Le pain, lui, pourrait être conservé plus longtemps ; le yaourt recevrait une note harmonieuse pour peu que le déchet soit légèrement additionné de bactéries lactiques. Clou de l'opération : ces ingrédients bon marché apporteraient à l'organisme toutes sortes de bienfaits dont il a besoin : fibres, vitamines, sels minéraux. Ce serait en quelque sorte « de la santé en provenance directe de la benne à ordures », comme l'écrit la revue *Géo*.

Certes, on pourrait aussi manger des carottes, des pommes de terre ou des betteraves rouges. Cela serait sans doute aussi bon pour la santé et encore moins cher, puisque cela économiserait la main-d'œuvre des techniciens alimentaires, dont les services sont onéreux. Le but premier n'est cependant pas de profiter à l'être humain, mais de réduire la quantité de déchets industriels et de rechercher des « procédés de production alimentaire réduisant les émissions » (Kunz). La production alimentaire suit désormais ses propres lois, elle a conquis son autonomie et s'est largement affranchie des produits naturels. Ne serait-ce que pour des raisons de prix, ces derniers n'apparaissent plus dans les boîtes de conserve qu'à doses homéopathiques, après avoir été découpés, dissous, recomposés et additionnés de toutes sortes de substances de synthèse. Et comme tous ces processus techniques, mécaniques, automatisés coûtent des millions, les ingénieurs recherchent fébrilement des matières premières de moins en moins chères. Le dos au mur, ils sont obligés de faire des économies : c'est devenu une stricte nécessité dans la lutte concurrentielle actuelle.

On sait bien que nécessité est mère d'industrie. Les merveilleux brevets portant sur d'innombrables aliments de substitution donnent une idée de l'ampleur des dégâts. Un ingénieur américain du nom de Eustathios Vassiliou a ainsi fait breveter un « simili-œuf cru », véritable miracle composé notamment de lait écrémé en poudre, de gélatine, de colorant jaune et d'eau, mais qui, dans la poêle, prend comme son modèle naturel la forme d'un œuf sur le plat.

Le géant de la chimie Hoechst, qui fait désormais partie du groupe Aventis, a déposé une demande de brevet concernant une recette qui permet de transformer des bactéries en crème à café ou en fromage fondu. Le groupe américain General Foods a réussi à fabriquer du lard artificiel à partir d'eau, de matières grasses et de protéines. Et la société américaine Athlon a fait breveter la transformation astucieuse de plumes d'oiseaux en additif pour confiseries et gâteaux.

En son temps, la RDA avait déjà atteint un sommet dans ce domaine. L'Institut pour la pêche en haute mer et la transformation du poisson de Rostock avait inventé un « procédé pour la fabrication de masses protéiques granuleuses » : du caviar artificiel à partir de plasma de sang venant des abattoirs. Avec des innovations de ce genre, le chimiste Klaus Valdeig était même devenu un pilier de l'économie est-allemande. Sa plus belle réalisation était une confiserie : le cœur des pralinés était remplacé par une masse obtenue à partir de sucre, d'aromates et de petits pois cuits jusqu'à obtention d'une consistance visqueuse. Des années après ce travail de pionnier, cet homme était encore fier d'avoir hissé les petits pois, si discrets, tout en haut de la hiérarchie des délices : « le petit pois est devenu un concurrent sérieux du massepain », déclarait Valdeig, pleinement conscient de l'importance historique de son invention.

S'agissant des produits de substitution, les inventeurs des pays socialistes avaient établi un autre record mondial : celui de la discrétion. La composition était secrète, l'étiquette ne faisait mention que des données d'analyse : lipides, glucides, calories. Ce « produit semblable à du cacao » était-il tiré de carottes (numéro de brevet DD 226 763 A1) ou de germes de céréales sucrés (numéro de brevet DD 245 355 A1) ? Y avait-on ajouté des aliments pour bétail, voire de la farine de poisson ? Les habitants de RDA ne pouvaient que se perdre en conjectures – et tâcher de le découvrir au goût. En mâchant bien, on finissait toujours par percevoir un peu de la saveur de la substance d'origine. Les ingénieurs de l'Est ne parvenaient pas encore à créer une illusion parfaite. Il leur manquait le savoir-faire.

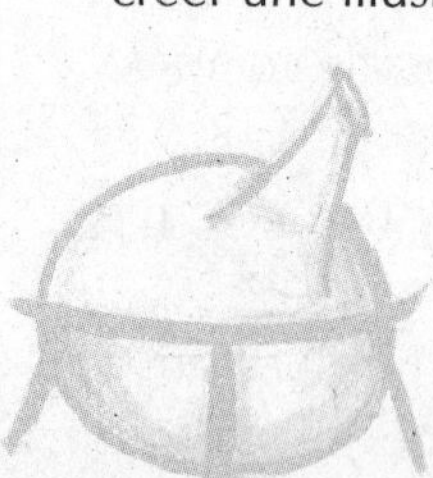

Grâce aux arômes, des crustacés à tout faire...

L'avant-garde des imitateurs capitalistes, elle, peut fabriquer n'importe quel produit alimentaire (ou presque) à partir de pratiquement n'importe quelle matière première, tout en veillant à ce que le goût reste celui du modèle. Ainsi, il est enfin possible d'accommoder de diverses façons des matières premières inutilisées jusque-là, ou de valoriser des êtres vivants peu attrayants et défavorisés par la nature.

Par exemple, le fond de la mer nous fournit des animaux extrêmement polyvalents. Ainsi, le lieu de l'Alaska (*Theragra chalcogramma*), un proche parent de la merluche, n'apparaissait que rarement sur les cartes des restaurants. Quant au krill, il était inutile de l'y chercher. Jusque-là, ces minuscules crevettes lumineuses qui, selon les océanologues, représentent la biomasse la plus importante du règne animal, ne servaient à rien d'autre qu'à rassasier les baleines. Inlassablement, les chercheurs travaillent à rendre comestibles ces stocks gigantesques. Car une transformation industrielle peut conférer à ces animaux méprisés une dignité nouvelle : écartelés, pressés et aromatisés, ils perdent d'ailleurs leur nom de lieu de l'Alaska ou de krill pour prendre le titre plus honorable de « surimi ». « Le but de la fabrication de surimi est l'obtention de blocs standardisés de chair de poisson hachée, sans le goût typique du poisson », signalait très objectivement la *Neue Zürcher Zeitung*. Ce journal suisse expliquait comment les poissons crus parviennent à cette forme standard : « Tout d'abord, une machine enlève la tête, les entrailles et la partie principale de l'arête centrale. Puis le poisson subit plusieurs lavages. Cette opération permet d'obtenir des protéines hydrosolubles, diverses enzymes, des sels, divers composés comme le formaldéhyde ou l'hémoglobine, ainsi que des lipides. Après expulsion de l'eau par un pressoir à vis, on additionne la masse obtenue de faibles quantités de sucre, de sorbitol et de polyphosphate, afin qu'elle se congèle plus aisément. »

La transformation ne se fait donc pas sans violence. Mais après les sévices infligés par la machine à décapiter et le pressoir à vis, les habitants des mers transformés en blocs standards peuvent se lancer dans une nouvelle carrière dont ils n'auraient jamais pu rêver : dans les salades et les conserves, ils remplacent désormais les crustacés les plus chics, tels que homards ou crabes. Aux États-Unis, les premières importations de surimi provenant du Japon ont été enregistrées en 1980. Vingt ans plus tard, la consommation était de 75 000 tonnes. En France, la consommation a triplé entre 1994 et 2001 pour passer à 32 500 tonnes. La patrie de la gastronomie s'est tellement enthousiasmée pour ces produits hachés qu'elle s'est mise à concasser et à recomposer ses poulets. Lors du New Foods Congress de 2003, un des grands de la volaille fraîche, la société L.D.C. SA de Sablé-sur-Sarthe, arborait fièrement un prix décerné pour ses nouveaux bâtonnets de poulet, appelés « Chic'n Le Gaulois ». Selon l'appréciation des juges, ce nouveau produit breveté fait de « viande de dinde » « présente une consistance singulière ». Si vous aimez le caoutchouc, vous adorerez le surimi de poulet.

En Allemagne aussi, les ersatz de crustacés ont fait leur apparition, souvent sous une forme déguisée. Dès 1994, lors d'un contrôle, l'Institut fédéral des pêches de Hambourg trouvait du surimi dans 70 % des échantillons de chair de crevette. Les formes prises par ces ersatz vont probablement continuer de se diversifier.

Grâce aux arômes, les talents véritablement sous-employés des animaux marins vont pouvoir se déployer. Car le surimi ne permet pas seulement d'imiter les nobles fruits de mer. Moyennant quelques manipulations et des arômes modifiés, il peut servir de matière première pour les saucisses de porc ou les saucisses de Francfort, dans les gâteaux, les produits laitiers et les pâtes. « Les possibilités sont illimitées », s'exclame avec enthousiasme la revue spécialisée *International Food Ingredients*. C'est dans les restaurants que ce produit artificiel peut se révéler le plus utile, ajoute la revue avec une belle franchise, car « ses dons d'imitateur peuvent être cachés sur la carte ». Les nouveaux champs d'application du surimi sont discutés tous les ans à « l'école technique du surimi » de l'université de l'Oregon, aux États-Unis. Étudiants et techniciens chevronnés s'y rencontrent grâce au parrainage de sociétés telles que Monsanto, le pionnier de la haute technologie alimentaire.

Il semble que la métamorphose d'habitants des mers en saucisses de porc peut se produire en sens inverse. Comme l'a signalé le *Journal of Food Science*, un procédé nouveau permet de transformer de la viande de porc en moules. Si ce n'est que, du point de vue nutritionnel, on enregistre quelques pertes dues aux lavages nécessaires.

Les Américains ont déjà une expression technique pour désigner ce genre d'imitations : « Fake Food ». De la « nourriture truquée ».

Pourtant, l'utilisation de produits alimentaires falsifiés n'est pas toujours le signe d'une misère profonde, ni de la recherche désespérée d'économies dans les processus de production. Parfois, les techniciens doivent purement et simplement bricoler leurs matières premières, parce que les produits naturels trop fragiles ne tiennent pas le coup dans le dur quotidien de l'usine. À l'époque préindustrielle, le Bon Dieu accrochait encore les fruits aux arbres et aux arbustes. Mais cette période paradisiaque où l'on pouvait ramasser soi-même les fruits et les manger fraîchement cueillis est révolue. Aujourd'hui, ils doivent d'abord cheminer sur de longs tapis roulants, supporter des chaleurs élevées dans les fours ou des froids sibériens dans les chambres réfrigérantes, avant d'être encore maltraités dans les machines. Nombre de petits fruits tendres n'y résistent pas. « Les fruits mous tels que les fraises ou les framboises, déclare le chef de la recherche du groupe Unilever, peuvent facilement s'écraser » lors d'un traitement en machine.

C'est pourquoi son groupe a inventé un procédé (brevet DE 2167271 C2) dans « la perspective de contrefaire des fruits naturels ». À cet effet, on fabrique « quelque chose de consistant » à partir de « matériau de fruits », par exemple de « déchets de framboises » ou de restes de baies pressées, additionné d'une gelée d'extraits d'algues, d'agents gustatifs et de colorants. Ces « simili-fruits » (selon les termes du brevet) résistent aussi bien au four qu'à la « mise en conserve ». Voilà une idée astucieuse pour obtenir des framboises stables, résistantes et adaptées au milieu industriel. Toutefois, le groupe Unilever assure n'avoir jamais utilisé son brevet. C'est bien dommage de voir les performances des ingénieurs du groupe tourner dans le vide. D'autant que cette « préparation aux fruits » – tel est le nom de cette composition sur le pot de yaourt – est très demandée.

Avec ce produit, la société Rudolf Wild de Heidelberg, par exemple, fait des affaires florissantes. Elle réalise un chiffre d'affaires total de 700 millions de dollars par an, possède des usines et des succursales dans 19 pays, plus des représentations dans 70 autres, notamment au Japon et en France, en Espagne, en Hongrie et en Pologne, en Angleterre, aux Pays-Bas, aux États-Unis, en Argentine, au Vietnam. Dans le monde entier, les fruits de chez Wild garnissent les fromages blancs et les yaourts. Mais les clients n'achètent pas toujours ce qu'ils croient : le *Spiegel* a révélé à l'automne 1996 des infractions scandaleuses, notamment au moment du pesage des fruits. Ainsi, des documents internes à l'entreprise établissent que la société Südmilch, cliente de Wild, avait commandé en 1993 une préparation aux fruits censée contenir 70 % d'abricots. Or, le *Spiegel* a découvert que le produit « utilisé chez Wild le 14 septembre » ne contenait « pas un seul abricot », mais seulement de la pêche aromatisée à l'abricot, moins coûteuse. De même, une mixture fraise et banane pour les « Fruchtzwerge » de Danone, équivalent allemand des Gervais aux fruits, ne contenait que la moitié des 40 % de fruits convenus par contrat.

Pauvres enfants. Car même si la « préparation aux fruits » contient les 40 % de fraises et de bananes convenus contractuellement, les 60 % restants ne sont pas du fruit, mais autre chose. Peut-être une délicieuse crème d'algues, peut-être un peu de gélatine. Il faut dire que la divulgation de ces manquements n'a pas plongé les industriels dupés dans une colère noire. Ils n'ont pas résilié les contrats de livraison, le *Spiegel* n'a pas entendu dire qu'ils eussent porté plainte pour escroquerie. La directrice du marketing de Danone a simplement déclaré que, lorsque la société Wild a dérogé aux pourcentages de fruits convenus, « elle aurait au moins pu nous le dire ». Wild, de son côté, s'est justifiée en disant qu'il est tout à fait usuel, dans le cas d'une « préparation aux fruits » à la cerise, de compenser un manque de cerises par du jus de raisin ou de betterave rouge – à la demande du client. Traduction : quitte à rouler dans la farine les mangeurs de yaourt et les amateurs de fromage blanc, autant que les fabricants de yaourt et les producteurs de fromage blanc s'en chargent directement.

Les imitations ont conquis nos réfrigérateurs et nos congélateurs. De jolies images multicolores sur les étiquettes et des appellations pleines de fantaisie nous font tourner la tête. Seuls les initiés peuvent déchiffrer le code, ces signaux subtils dus aux poètes des étiquettes : « Fruchtzwerge », littéralement « nains aux fruits », cela signifie-t-il que les fruits ne s'y trouvent qu'en proportions naines ? À moins que la réalité ne soit ce que le magazine d'information américain *Newsweek* écrivait dès 1985 à propos de ces imitations : « Pseudo-aliments : looks like, tastes like... » Cela ressemble à, cela a le goût de : la culture culinaire a disparu dans la sphère de l'inauthentique. Ce que nous consommons lorsque nous achetons les emballages aux étiquettes multicolores, ce n'est plus qu'un simple « goût de ».

Plus rarement, l'escroquerie est révélée au grand jour et une vaguelette de scandale déferle sur le pays. Plus rarement encore, un « goût de » finit par être retiré des rayons. Le succédané de viande « Quorn », par exemple, n'a mené en Allemagne qu'une existence brève et peu glorieuse. Il avait été introduit dans quelques marchés pilotes de Bavière avant d'être retiré. En effet, les médias bavarois avaient diffusé des informations déplaisantes sur le produit : développé par une multinationale anglaise de la chimie, il était obtenu à partir de moisissures. Ce qui n'a pas plus aux Bavarois.

Les Britanniques, eux, dont un préjugé tenace assure qu'ils ne sont de toute façon pas très doués sur le plan gastronomique, n'ont guère été troublés par cette information. Comme l'explique la revue écologique *Nature*, les écoliers britanniques considèrent le Quorn comme « de l'émincé de dinde ». Ce n'est vraiment pas gentil pour la pauvre bête. Mais cela s'explique peut-être par le fait que de nos jours, les dindes ne sont plus qu'une pâle copie d'elles-mêmes : avec une gigantesque poitrine (« escalope ») semblable à un sac à dos, ces volailles végètent, à peine capables de bouger dans le bâtiment où on les entasse pour les engraisser. Elles ne survivent que grâce à un dopage permanent aux médicaments et ressemblent plutôt à des pharmacies ambulantes : « Manger une escalope de dinde évite d'aller chez le pharmacien », plaisantent les vétérinaires d'Allemagne du Nord, souvent confrontés à ce genre de créatures. Une remarque qu'il vaut mieux ne pas prendre à la lettre si l'on veut garder la santé. Il est au contraire recommandé de consulter plus souvent un médecin si l'on consomme fréquemment ce genre d'imitations. Car les plus récentes inventions de l'industrie alimentaire ne sont pas toujours bonnes pour la santé.

Prenons le succédané de graisse « olestra ». S'il a été mis sur le marché, c'est que justement il n'apporte rien à l'organisme : il doit permettre aux Américains adeptes du grignotage (et bientôt aux Européens) de consommer continuellement des chips sans grossir. En effet, l'olestra, qui remplace la matière grasse dans laquelle on fait frire les chips, se compose de molécules tellement grosses qu'elles ne peuvent se fixer nulle part dans l'organisme lorsqu'elles le traversent : elles font un petit tour et puis s'en vont. Le groupe Procter & Gamble, plus connu des parents pour ses couches « Pampers », a dépensé 200 millions de dollars pour cette pseudo-matière grasse. Mais comme ce produit synthétique traverse l'intestin à la vitesse de l'éclair, il augmente les risques de diarrhée. De plus, il entraîne avec lui des vitamines vitales : c'est pourquoi sur ordre de l'agence américaine des aliments, la FDA, les produits qui contiennent de l'olestra doivent porter, aux États-Unis, un avertissement : « Ce produit contient de l'olestra. L'olestra peut provoquer des crampes du bas-ventre et des diarrhées. L'olestra entrave l'absorption de vitamines et d'autres substances nutritives. Les vitamines A, D, E et K ont été ajoutées. »

Depuis la mise en vente de ce produit en 1996 et jusqu'en 2003, le Center for Science in the Public Interest (CSPI) a rassemblé 20 000 plaintes de consommateurs. De quoi se plaignaient-ils le plus souvent ? De diarrhées subites, d'incontinence, de crampes, ou de découvrir une substance huileuse jaune-orange dans la cuvette des WC ou sur les sous-vêtements. « Le fait que la commercialisation de ce produit ait été autorisée entrera dans l'histoire comme la plus grosse bourde de l'histoire de la FDA », déclare le directeur exécutif du CSPI, Michael F. Jacobson.

Apparemment, bien des produits innovants lancés à grands frais ne sont recommandables que pour les personnes solidement constituées. Les natures fragiles risquent d'être rudement secouées. Et les dangers ne sont pas toujours signalés. Au contraire, les ingrédients les plus perfides sont ceux qui restent cachés. Chez les personnes allergiques, ils peuvent non seulement provoquer des diarrhées, mais même des chocs parfois mortels.

La barre chocolatée : des risques cachés pour la santé

Cette fillette de 3 ans devait toujours faire attention au moment des repas : elle était allergique au poisson. Ses parents ne s'inquiétèrent donc pas lorsqu'elle croqua un sablé au citron pour diabétiques. Mais quelques secondes plus tard, ses muqueuses enflèrent ; en quelques minutes, elle fit une crise d'urticaire généralisée. Ses parents effrayés l'emmenèrent aussi vite que possible chez le médecin, qui fit réaliser plusieurs tests d'allergie. Pas de doute : l'éruption cutanée et les œdèmes étaient une réaction au poisson. Or, la petite n'avait consommé ni turbot ni morue, rien que des sablés au citron. Bizarre, bizarre. Le médecin demanda donc au fabricant de lui envoyer une liste des ingrédients. C'est alors que tout s'éclaira : le biscuit ne contenait pas de poisson, mais « des œufs complets ». Selon toute vraisemblance, les poules pondant en batterie avaient été nourries à la farine de poisson.

L'œuf industriel déclenche de plus en plus souvent des allergies au poisson. Au grand étonnement des médecins : « Cela signifie que l'allergène du poisson n'est pas détruit par le système digestif de la poule : il parvient dans l'œuf puis dans la pâte à sablés, et ne disparaît pas non plus au moment de la cuisson », s'étonne l'allergologue Friedrichkarl Steurich, qui est souvent confronté à ce genre de cas.

Dans le monde des aliments industriels, il n'est pas toujours facile de dépister les causes des maladies. Dans le cas des allergies et autres incompatibilités alimentaires, le médecin ne parvient bien souvent à identifier les coupables dans la jungle des additifs qu'en faisant preuve de véritables talents de détective.

Faire ses courses au supermarché fait planer un risque sur la santé d'un nombre croissant de personnes. De nos jours, un individu sur trois est allergique, selon le Conseil consultatif en environnement, une instance qui réunit des professeurs renommés, chargés de conseiller le gouvernement allemand.

Chez les enfants, le nombre de cas d'asthme a augmenté de 200 % entre les années 1970 et les années 1990, selon les chiffres de l'Organisation Mondiale de la Santé. On estime que 5 % de la population souffriraient d'une allergie alimentaire, et certaines évaluations avancent le chiffre de 15 %. Selon une étude réalisée à l'hôpital pour enfants Hauner de Munich, 42 % des enfants seraient des allergiques sains (dont l'allergie n'est pas déclarée), sachant que de nombreuses incompatibilités alimentaires ne sont pas reconnues comme telles. « Si on ne les recherche pas, on ne risque pas de les trouver », déclare Steurich.

Jusqu'ici, les additifs étaient plutôt considérés comme inoffensifs. Ainsi, en 1994 encore, l'allergologue Claudia Thiel déclarait à une revue médicale spécialisée : « Le plus souvent, ce sont des éléments naturels qui sont responsables des allergies alimentaires ; les additifs chimiques sont plus rarement en cause. De ce point de vue, la plupart des additifs sont totalement inoffensifs. »

Des découvertes récentes relativisent ce jugement : selon des études réalisées par des allergologues allemands et publiées en 1996 dans la revue spécialisée *Allergologie*, jusqu'à 31 % des cas d'urticaire seraient dus à des additifs alimentaires. De même, selon une enquête publiée dès 1989 dans la revue *Allergy*, l'eczéma atopique infantile peut être provoqué par des additifs alimentaires. Cette maladie de la peau a été déclenchée par les tests aux additifs chez la moitié des enfants testés (âge moyen : 3 ans).

Souvent, ce sont les additifs cachés qui déclenchent des chocs allergiques pouvant provoquer la mort en moins d'une demi-heure. « La consommation d'aliments qu'il n'a pas préparés lui-même représente pour l'allergique un risque incalculable », constatait en 2001 un numéro spécial de la revue allemande *Bundesgesundheitsblatt*. Et d'ajouter : « Étant donné que la consommation de plats préparés augmente, la question des allergènes cachés demeure d'actualité. »

Les limites entre la nature et la chimie ne peuvent plus être tracées avec précision à notre époque où règne le naturel artificiel. Lorsque les « arômes naturels » proviennent de sciure ou de soja génétiquement modifié, lorsque les aliments sont relevés avec des particules de noisettes et du petit-lait, c'est que tous nos aliments sont devenus artificiels. Les additifs provoquent des allergies inattendues, surtout lorsqu'ils sont obtenus à partir de matières premières d'origine naturelle, mais transformées et réintégrées sous une forme totalement surprenante.

L'accumulation des ingrédients et le mélange d'additifs différents créent des risques supplémentaires. Il se peut qu'ils ne portent pas préjudice aux souris sur lesquelles ils sont testés. Mais, combinés ensemble, ils peuvent avoir un effet toxique, comme l'ont découvert des scientifiques de l'université d'Oldenburg. Conduits par la biochimiste Irene Witte, ceux-ci ont étudié l'effet d'un cocktail de divers produits chimiques qui, pris séparément, étaient tous considérés comme inoffensifs. Mais une fois mélangés, ils produisirent des mélanges dangereux : lors de tests où ils furent combinés à des antibiotiques, des pesticides ou des métaux lourds, fréquents en traces dans les repas, ils provoquaient des altérations chromosomiques potentiellement cancérigènes. Pourtant, les scientifiques utilisaient chaque fois des concentrations qui, de l'avis général, n'auraient pas dû présenter d'effets dangereux. Constat inquiétant qui donne à réfléchir : « Plus un cocktail chimique contient de substances, moins chacune d'entre elles doit être concentrée pour qu'apparaisse un effet toxique global », ce qu'un journal allemand résume par une formule succincte : « L'union fait la force. » Sur la base de constats similaires, le professeur Georg-Friedrich Kahl, du centre d'information sur les poisons de Göttingen, parle de « toxicité cumulative de diverses substances faiblement dosées ». C'est l'« effet cocktail ».

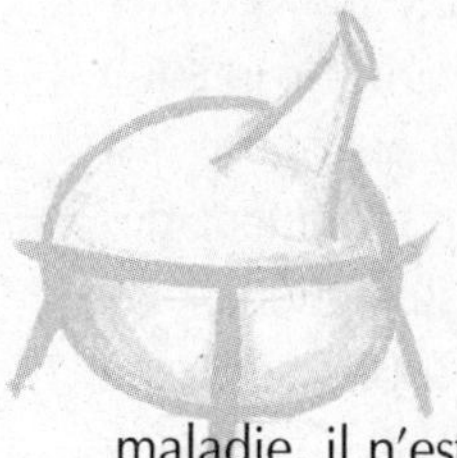

Quand le médecin doit jouer au détective

Pour un médecin qui cherche à déterminer la cause d'une maladie, il n'est pas facile d'incriminer un agent qui a été ajouté à ces mixtures artificiellement naturelles, vendues et consommées sous le nom de produits alimentaires. Il existe aujourd'hui pas moins de 20 000 additifs différents. Les médecins qui ont un certain penchant pour la criminologie sont ceux qui ont les meilleures chances de réussite. Le professeur suisse Brunello Wüthrich semble posséder ce flair : la « recherche d'indices par un allergologue métamorphosé en détective peut s'avérer tout à fait fascinante » et aboutit parfois à « des résultats surprenants ».

Par exemple, une vendeuse de fromages de 22 ans, qui avait bu de la liqueur brésilienne à la noix de coco Batida de Coco, fut saisie de frissons et de vertiges et perdit même connaissance. Ce n'était pas l'alcool le fautif, mais un composant, en soi inoffensif, qui ne figurait pas sur l'étiquette : des protéines de lait. Or, par malheur, la jeune femme était allergique au lait.

Lors d'un trajet en voiture, le fils d'un boulanger, âgé de 2 ans, avala un bonbon emballé dans du papier rose. Quelques minutes plus tard, son visage et ses lèvres se mettaient à enfler, son cou devenait rouge, l'enfant éprouvait des difficultés à avaler et à respirer. Inquiets, ses parents le transportèrent chez leur médecin, puis à l'hôpital à Zurich. Là, des recherches approfondies furent entreprises sur les composants du bonbon. Celui-ci était constitué d'acide citrique, de monoester de stéarate, de glycérine, de colorant rouge, d'arôme de framboise, de lécithine et d'une substance du nom de hyfoama. Les premiers tests allergologiques suggérèrent que l'hyfoama pouvait avoir déclenché les troubles. Pour plus de certitude, les Suisses envoyèrent un échantillon chez un spécialiste de Stockholm. Celui-ci confirma aussitôt que l'hyfoama était bien responsable.

Auparavant, cet ingrédient n'avait jamais été recensé comme allergène. C'est pourquoi les médecins zurichois se sont également adressés à la société qui le fabrique, PPF International, dont le siège est aux Pays-Bas. Ils ont appris que le hyfoama est une poudre de protéine végétale à la saveur neutre. Même les consommateurs de bonbons avertis ne connaissent pas cette substance. D'après le fabricant, on l'obtient à partir de « gluten de blé » traitées à l'hydroxyde de calcium : il s'agit donc d'un « mélange de polypeptides de gluten ». Voilà qui nous fait une belle jambe. L'étiquette ne comporte pas d'explications aussi compliquées. Il n'y est question que de protéine de blé, d'émulsifiant, de stabilisateur, d'épaississant, ou même de rien du tout : la mention n'est pas obligatoire dans tous les pays. Le garçonnet qui, jusqu'alors, supportait sans difficulté tous les produits contenant de la farine, y compris les flocons d'avoine et les corn-flakes, était manifestement allergique à cette forme de blé modifié. Dorénavant, il doit éviter ce genre de bonbons, mais aussi le nougat, le caramel, les friandises, les barres chocolatées, les fraises recouvertes d'un glaçage : tous ces produits sont susceptibles de contenir de l'hyfoama.

Les effets secondaires surprenants des aliments modernes ne touchent pas que des enfants innocents. Un groupe particulièrement exposé est celui des employés de l'industrie alimentaire, notamment les techniciens qui participent directement à l'élaboration de produits comestibles, mais aussi les cuisiniers qui en assurent la transformation.

Ainsi, un homme de 38 ans, un patient du professeur Wüthrich, allergologue, travaillait au développement et à la fabrication de liants à base de farine de guar et de caroube. Quand il se trouvait à l'usine, il souffrait souvent de rhinites allergiques et de troubles respiratoires ; au bout de quelques années, il avait développé un urticaire chronique. Les médecins ont alors découvert qu'il faisait une réaction allergique à la farine de caroube. Sous traitement, les œdèmes provoqués par l'urticaire se sont résorbés lorsque le patient a renoncé à son traditionnel muesli au yaourt.

En revanche, il n'a pas voulu renoncer à son emploi dans l'industrie alimentaire ; consultant le médecin quelques années plus tard, il lui avoua que, après un certain temps à l'usine, ses problèmes respiratoires étaient rapidement revenus et que son urticaire s'était réveillé.

Dans le monde entier, les médecins doivent maintenant rechercher des substances que l'on rencontrait jusque-là rarement dans les assiettes. La gomme arabique, par exemple, une substance naturelle venant du Sénégal et du Soudan, était assez peu connue des Européens. Tout au plus était-elle connue de certains employés de bureau comme substance adhésive. Aujourd'hui, nous en consommons régulièrement, clandestinement bien sûr, puisqu'elle sert de support aux arômes. Depuis, elle a été identifiée comme allergène potentiel.

Ce genre d'ingrédients inconnus présents dans nos aliments ne facilite pas le diagnostic. En effet, les recettes sont couvertes par le secret industriel. La composition des soupes en sachet, des barres chocolatées ou des préparations surgelées relève du « secret défense ».

Prenons la société Haribo. Ayant à s'occuper d'une petite patiente victime de la firme, l'allergologue zurichois Wüthrich a eu affaire à la célèbre fabrique de friandises La petite fille de 2 ans avait mangé des ours d'or Haribo. Un quart d'heure plus tard, une éruption cutanée se manifestait sur tout le corps, ses yeux et ses lèvres enflaient, et elle vomit avant de s'évanouir et d'être transportée à la clinique universitaire de Zurich. L'examen avait abouti à un résultat sans appel, comme le signalait le professeur Wüthrich dans sa lettre à la société Haribo : « Le test cutané a fait apparaître des réactions positives immédiates aux ours d'or Haribo turquoise, rouges, jaunes, violets et, plus tard, aux ours d'or aux fruits tropicaux. »

Pour pouvoir découvrir l'origine de l'allergie, le professeur demandait poliment qu'on lui « communique dans les plus brefs délais de petits échantillons » des additifs susceptibles de déclencher cette réaction. La réponse de Haribo est arrivée trois semaines plus tard : elle contenait bien quelques indications sur les constituants, mais hélas pas d'échantillon. En effet, comme le précisa une dame du service clientèle de Haribo : « Malheureusement, il ne nous est pas possible de vous transmettre des échantillons de matières premières », car celles-ci sont « soumises à la plus extrême confidentialité ». Néanmoins, la société adressait à la petite fille « tous ses vœux de rétablissement ». Pourtant, il aurait pu être vital pour la petite de savoir ce qui avait déclenché chez elle cette violente réaction. Car souvent, ce genre de chocs peut être mortel.

Mourir pour des noisettes

Sarah Redding, elle, est morte à 17 ans, en octobre 1993, dans la petite ville d'Ash près de Londres. Elle avait mangé un gâteau au citron dans un établissement de restauration rapide. Le diagnostic des médecins attribue le décès à de minuscules traces de noisettes dans ce dessert tout préparé. Comme c'est l'usage dans les restaurants, ces traces n'étaient indiquées nulle part et ne pouvaient donc pas être repérées par la jeune femme. Son père, David Redding, a créé une association pour attirer l'attention du public sur les dangers cachés dans nos aliments : la « Anaphylaxis Campaign ». Car Sarah était morte d'un choc anaphylactique, réaction violente et souvent mortelle à un allergène présent dans la nourriture. De minuscules traces, quelques molécules à peine, suffisent pour provoquer un tel choc.

En 1992, le Dr Hugh A. Sampson et quelques-uns de ses confrères de l'université John-Hopkins de Baltimore, aux États-Unis, ont abouti à un résultat surprenant en recherchant la cause du décès mystérieux de six écoliers. Ces décès étaient dus à un hamburger, un sandwich et des sucreries. Comme l'a rapporté le *New York Times*, ces aliments contenaient « des ingrédients cachés » : des traces de noisettes, de noix et d'œuf. Jusqu'à ce jour, les enfants, tous allergiques, avaient réussi à échapper à ces substances dangereuses. Mais ils étaient sans défense contre les friandises industrielles : les ingrédients mortels étaient cachés dans les aliments, sans la moindre mise en garde, sans la moindre mention.

Le Docteur Sampson, qui a publié ses résultats dans le *New England Journal of Medicine*, fut l'un des premiers à attirer l'attention sur les chocs anaphylactiques provoqués par les allergènes cachés dans nos aliments. En 1994, la revue allemande *Bundesgesundheitsblatt* émettait pour la première fois un avertissement contre « des chocs potentiellement mortels » dus à des allergènes invisibles. Selon le professeur Stefan Vieths, co-auteur de l'étude et chimiste des aliments à l'institut Paul-Ehrlich de Langen, en Hesse, les constituants les plus « explosifs » sont les noisettes, souvent cachées dans les barres chocolatées. Le surimi est « particulièrement problématique », comme le signale la même revue en 2001, dans un article sur « les allergènes cachés » : ce produit mixte à base de fruits de mer « sert par exemple dans les produits carnés ou comme garniture pour pizzas, où il peut encore être allergène ». Même le lait maternisé, avertit la revue médicale *The Lancet*, peut provoquer des chocs anaphylactiques mortels en raison de la présence de traces de noisettes.

Certains fabricants ont désormais choisi de signaler volontairement sur leurs emballages la présence de ces déclencheurs de chocs potentiels. Par exemple, les pralinés « Rocher noir » de Suchard arborent la mention : « Peut contenir des traces d'autres fruits secs, de protéines de blé et d'œuf. »

Le soja, présent dans 30 000 aliments, peut aussi présenter des effets secondaires indésirables. Une patiente est morte après avoir mangé une pizza où trônait une saucisse contenant du soja. En raison de l'utilisation croissante du soja dans l'industrie alimentaire, on peut observer une augmentation de la sensibilité au soja. Chaque Allemand en consomme en moyenne 5 kg par an, par exemple sous forme de « lécithine » dans le Nutella. Le soja sert souvent de base à bon nombre d'arômes de viande pour végétariens : pour cela, on l'inonde d'acide chlorhydrique avant de le neutraliser dans un bain de soude caustique. Malgré ce traitement, il peut encore déployer une activité allergénique résiduelle. Comme le dit l'ancien directeur de recherche sur les arômes d'Unilever à Hambourg, cet « hydrolysat de protéines est déjà, en volume, un des principaux composants des arômes alimentaires ». En 1987, on estimait sa production mondiale à 1,7 million de tonnes par an[4].

D'infimes quantités suffisent à provoquer un choc anaphylactique mortel. Ainsi, d'après la revue américaine *Food Technology* de mars 1996, des réactions allergiques à l'œuf ont été observées dès une dose de 0,003 % dans un aliment ; une personne allergique au lait est morte après avoir mangé une

4. Karl Heinz Ney : Lebensmittelaromen. Hambourg : Behr, 1987.

saucisse contenant 0,06 % de protéine de lait – soit au total seulement 60 mg. Aux États-Unis, en 2002, la chaîne CNN a diffusé un reportage au titre alarmiste : « Les tueurs de l'ombre : manger peut être mortel », où l'on apprenait que 200 personnes meurent chaque année d'un choc allergique.

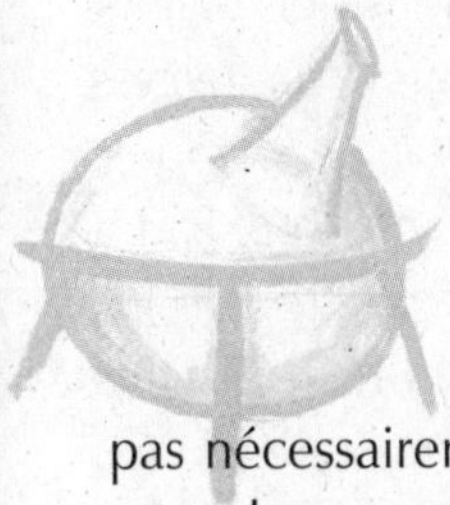

Des effets surprenants sur le comportement des enfants

Bien sûr, mordre à belles dents dans une saucisse n'entraîne pas nécessairement une mort immédiate. La plupart des gens y survivent sans dommages, et y prennent même un certain plaisir. Mais d'autres réagissent de manière surprenante : avec agressivité. Ainsi, un enfant de la région munichoise a fait une crise de nerfs après avoir mangé quelques saucisses viennoises au repas de midi. Il s'est mis à parcourir l'appartement en tous sens, claquant les portes et devenant, selon sa mère, « fou furieux ».

Ce garçon souffrait d'une maladie que l'on rencontre assez souvent de nos jours : l'hyperactivité. Les enfants hyperactifs ne peuvent pratiquement pas rester assis au calme, ils gigotent et s'agitent sans cesse. C'est le professeur munichois Joseph Egger, neurologue à la clinique pédiatrique universitaire de Munich, qui a découvert que, tout comme la migraine infantile, l'hyperactivité pouvait avoir une origine alimentaire.

Le professeur Egger enseigne en Italie. Il mesure 1,94 m, porte un bouc, de grosses lunettes et une blouse blanche de médecin. Malgré son allure de poulet, il dégage une grande douceur. Il parle d'une voix calme avec les inflexions alpines de son pays natal, où se glisse parfois, sans qu'on le remarque tout de suite, un léger accent anglais contracté à Londres lors d'un séjour de six ans comme médecin au célèbre Hospital for Sick Children, où il soignait surtout des enfants souffrant de migraines et des petits garnements hyperactifs.

À l'époque, au début des années 1980, Egger avait entrepris de réfuter « les âneries » qui circulaient sur le danger des colorants et des conservateurs artificiels dans les aliments. « Je voulais prouver que ce n'était que pure invention », déclare Egger. Ce chercheur ambitieux a bien trouvé des choses intéressantes – exactement contraires à ce qu'il voulait prouver. Ses découvertes étaient si importantes qu'elles ont eu l'honneur d'une publication dans la célèbre revue médicale *The Lancet*.

Egger avait soumis ses petits patients à un régime de sa composition : soupes en sachet, raviolis en boîte ; hamburgers et yaourts industriels étaient proscrits. Étaient également bannis tous les « déclencheurs » d'allergies connus tels que le soja, le lait de vache ou le poisson. Résultat : le comportement de 62 enfants hyperactifs sur 76 s'était sensiblement amélioré. Parmi 88 enfants souffrant de migraines, 93 % ne présentaient plus de troubles. À cette occasion, on relevait avec étonnement que de nombreux enfants avaient également été guéris d'autres troubles comme l'asthme ou l'eczéma.

Pour découvrir les aliments responsables de ces maladies, les jeunes patients ont été autorisés, après trois semaines de régime, à consommer de nouveau leurs aliments habituels, l'un après l'autre. Résultat : les additifs alimentaires, les colorants et les conservateurs jouaient un rôle tout aussi important dans le déclenchement de maladies que les substances naturelles comme le soja, le lait de vache, les noisettes, le poisson ou les œufs. Selon une enquête réalisée dans la petite ville de Shipley, dans le Yorkshire, la délinquance avait même nettement baissé chez les jeunes soumis à ce régime : « Dès lors, ils ont laissé la police tranquille », déclare Egger.

Certes, il serait exagéré de prétendre que tous les maux du monde sont dus à des substances cachées dans nos aliments. Mais cela donne l'espoir de calmer les délinquants en les nourrissant de plats maison. Maux de tête, éruptions cutanées, problèmes de déglutition et difficultés respiratoires ont, bien plus souvent qu'on ne le croyait jusque-là, leur origine dans les ingrédients alimentaires modernes. Et les personnes concernées seraient certainement reconnaissantes qu'on les mette en garde, d'une manière ou d'une autre, contre les dangers qu'elles courent en consommant un produit industriel, un petit pain de chez le boulanger ou une saucisse.

C'est pourquoi les médecins réclament, certes timidement mais de manière perceptible, que soit améliorée la réglementation relative à l'étiquetage des produits alimentaires. D'ailleurs, selon un sondage effectué en 2003 par l'institut Emnid, les trois quarts des consommateurs réclament « l'indication complète de tous les ingrédients et composants ».

Ces améliorations ne sont pas faciles à mettre en œuvre. L'industrie s'insurge avec véhémence contre l'idée de fournir des indications détaillées. « Le progrès technique ne doit pas être entravé par une évaluation toxicologique exagérée », rétorque le groupement professionnel allemand au sujet des réglementations restrictives, notamment celles qui concernent les arômes.

De même, la Confédération des industries agro-alimentaires de l'Union européenne (CIAA) ne voit pas d'un très bon œil un étiquetage détaillé. « Même s'il était possible d'identifier tous les allergènes, estime un représentant du géant alimentaire Unilever, les informations figurant sur l'étiquette deviendraient si compliquées que le consommateur serait bien en peine de savoir ce qui compte réellement. » En outre, les étiquettes, qui s'adressent en fin de compte à tous les consommateurs, « plongeraient dans la confusion » toutes les personnes non sensibles dont la santé n'est pas exposée. Enfin, on ne pourrait pas « adapter aux exigences d'une minorité » des prescriptions applicables à tous.

C'est pourquoi la confédération a proposé de fournir aux consommateurs concernés des informations sur les produits alimentaires industriels via une banque de données européenne. Le projet « European Food Intolerance Databanks Project » (EFID) devait dresser la liste de tous les ingrédients afin de garantir une protection sûre aux personnes allergiques.

Les représentants des gouvernements et des entreprises se sont d'ailleurs rencontrés un certain nombre de fois au sujet de cette banque de données, notamment à Dublin en 1995. Dans la capitale irlandaise, ils se sont acquittés de leur pensum, mais une circulaire interne révèle que parallèlement, ils ont également « profité d'un programme festif ». Celui-ci comportait un « dîner de conférence » dans le Grand Hôtel de Malahide, et, pour couronner ces journées épuisantes, un « banquet à Malahide Castle, avec divertissements proposés par un orchestre folklorique irlandais local ».

Ces réjouissances ont peut-être facilité les bonnes relations entre les participants, mais la sensibilisation au problème en a quelque peu souffert. Peut-être le banquet et le dîner étaient-ils aussi un peu trop éloignés de l'objet des débats. Peut-être aurait-il mieux valu héberger les participants dans un supermarché pour leur faire déguster les conserves proposées en rayon. Quoi qu'il en soit, la série de réunions a été annulée en août 1996, sans qu'une banque de données européenne ait vu le jour. Les problèmes étaient paraît-il insurmontables. La question des coûts et de la responsabilité par exemple : qui devrait payer dans le cas où une barre chocolatée, présentée par la banque comme exempte de soja, contiendrait quand même des traces de soja après modification intempestive de la recette, et où un consommateur allergique succomberait à un choc anaphylactique ?

Désormais, c'est aux experts des pays européens d'organiser à leur gré cette banque de données, si tant est qu'ils en souhaitent une. Mais il serait déraisonnable d'espérer que, au niveau national au moins, des indications exhaustives sur le contenu des soupes en sachet et des yaourts aux fruits soient fournies. En Autriche, par exemple, une telle banque de données existe, mais elle ne contient que des indications partielles sur ce qui n'est *pas* contenu dans les divers paquets.

En Allemagne, le projet de banque de données est malheureusement tombé entre les mains de l'industrie. On n'en a plus entendu parler. Au fond, il n'y a pas de mal : une banque de données qui ne donne pas de renseignements sur la composition des plats industriels n'a de toute façon pas de valeur.

Pourtant, c'est justement ce qui compterait à l'heure actuelle : le droit « à l'autodétermination culinaire » devrait être reconnu comme un droit de l'homme, estime Wolf Paul, professeur de droit à Francfort. Mais il y a longtemps que l'homme moderne, à l'époque de la production alimentaire industrielle, a perdu la « maîtrise du boire et du manger ». « La liberté du goût et celle de choisir les aliments à son gré et selon son libre arbitre sont menacées. »

Les attaques en règle contre l'autodétermination culinaire ne sont pas punissables. Mais les groupes alimentaires n'ont pas conscience d'avoir tort ; ils prétendent même agir dans l'intérêt du consommateur et lui proposer parfois des délices particulièrement bonnes pour la santé. Parfois aussi, ils sortent de la légalité, obligeant alors le FBI américain (police fédérale) à intervenir et à imposer des sanctions inouïes.

Les arômes, armes de la guerre économique

Des années durant, ce cadre supérieur a porté sur lui, pendant ses réunions et ses conférences, un gadget inhabituel pour un homme d'affaires : un petit magnétophone. L'appareil, qu'il dissimulait le plus souvent dans la poche de son veston, était de qualité professionnelle : il lui avait été donné par le FBI. Mark Whitacre, notre cadre, devait raconter plus tard à un journaliste du magazine *Fortune* que ce métier de l'ombre était plutôt « éprouvant pour les nerfs ».

Pendant trois ans, Whitacre a joué les taupes. Après les réunions avec les cadres supérieurs de son entreprise ou d'entreprises alliées, cet homme d'une trentaine d'années ne rentrait pas directement chez lui ; il faisait un petit détour, parfois par l'hôtel Holiday Inn, mais le plus souvent par le parking de l'hôpital St-Mary de Decatur, aux États-Unis. Il remettait les bandes magnétiques à son agent du FBI Brian Shepard, qui lui donnait alors de nouvelles instructions.

Ces démarches secrètes ont abouti à un succès retentissant. En 1995, le FBI a frappé, lançant un raid de grande envergure dans l'entreprise où travaillait Whitacre, et a confisqué des caisses entières de matériel compromettant. C'est ainsi qu'a été révélée la plus grande affaire de cartel de l'histoire criminelle des États-Unis. Début 1997, après la fin de la procédure, les entreprises impliquées ont dû payer 195 millions de dollars d'amendes pour ententes illégales sur les prix, et près de 100 millions de dollars en dommages et intérêts à leurs clients. Par la suite, d'autres machinations illégales ont été révélées, impliquant des entreprises très honorables de la branche alimentaire. Imitant le FBI, l'Union européenne a elle aussi diligenté des enquêtes qui ont révélé l'existence de cartels. Une douzaine d'entreprises d'Europe et d'Asie ont été condamnées à payer près de 1 milliard d'euros d'amendes, la peine la plus lourde – près d'un demi-milliard d'euros – revenant au groupe pharmaceutique suisse Hoffmann-La Roche. Cette société, que les spécialistes appellent plus brièvement La Roche, passe pour avoir tiré les ficelles d'un cartel qui augmentait artificiellement les prix dans le secteur des vitamines, en pleine expansion ; un directeur de La Roche a même été incarcéré. L'arrêt de l'Union européenne a été rendu en 2001.

Le FBI démantèle un cartel d'additifs alimentaires

Le cartel découvert par le FBI avait maintenu les prix de la lysine et de l'acide citrique à un niveau artificiellement élevé, dans le monde entier. La lysine est un additif que l'on intègre notamment aux aliments pour volailles ; l'acide citrique est l'un des agents aromatisants les plus utilisés par l'industrie alimentaire. Contrairement à la croyance populaire, il ne provient pas du citron, mais il est presque exclusivement fourni par des microorganismes comme la moisissure *Aspergillus niger*. Qui plus est, en quantités gigantesques : 1,1 million de tonnes sont consommées chaque année dans le monde. C'est lui qui, par exemple, donne aux sodas leur note fraîche et pétillante, mais on le retrouve aussi dans de nombreux plats préparés ainsi que dans les lessives et les nettoyants pour WC. C'est ainsi. La « conspiration multinationale » touchait donc « pratiquement tous les Américains », selon le ministère américain de la Justice.

Les enquêteurs américains ont découvert que cette association illégale était organisée à la perfection : les administrateurs, les directeurs généraux et les chefs de département des groupes impliqués étaient appelés « maîtres ». Ils s'entendaient sur les prix et laissaient à leurs subordonnés, appelés « sherpas », le soin de s'occuper des détails. Ces sherpas fixaient les parts de marché et les objectifs en termes de chiffre d'affaires, s'échangeaient à la fin du mois les chiffres de vente et déterminaient les compensations financières dues par ceux des conjurés qui dépassaient leurs quotas.

Dans le cartel des vitamines également, les pratiques illégales étaient de toute évidence pilotées d'en haut. Ces mœurs scandaleuses ont choqué le commissaire européen à la concurrence, Mario Monti : c'est en frémissant que celui-ci évoque le « pire cartel contre lequel la Commission ait eu à enquêter ». Selon la Commission européenne, le plus grave est que ces pratiques concernaient des substances vitales pour l'organisme. De plus, l'affaire impliquait « des représentants des dirigeants au plus haut niveau », d'où la Commission a conclu que « ces ententes faisaient partie d'un plan ourdi au sommet des entreprises pour dominer le marché mondial des vitamines par des moyens illégaux ».

Au centre de l'affaire de l'acide citrique évoquée plus haut se trouvait le groupe agro-alimentaire américain Archer Daniels Midland, une entreprise qui jouissait d'une bonne réputation. Son chef suprême, Dwayne O. Andreas, était dans les meilleurs termes avec le gratin de la politique nationale et internationale. D'après le magazine *Fortune*, c'était un confident des présidents américains Nixon, Bush et Clinton, ce qui ne l'empêchait pas d'entretenir de bons contacts avec les dirigeants russes Mikhaïl Gorbatchev et Boris Eltsine. Selon *Fortune*, il avait même des liens amicaux avec la CIA.

Les autres membres du cartel jouissaient eux aussi d'une réputation irréprochable : Haarmann & Reimer par exemple, qui était à cette époque une filiale du groupe Bayer. En janvier 1997, Haarmann & Reimer a payé une amende de 50 millions de dollars et s'est en outre déclarée prête à verser 46 millions de dollars de dommages et intérêts à ses clients lésés. Quant aux membres européens du cartel, ils comptaient dans leurs rangs, outre le suisse La Roche, les noms les plus éminents : le groupe français Aventis (issu de la fusion des sociétés Hoechst et Rhône-Poulenc), la société allemande BASF (qui, dans l'affaire des vitamines, a été condamnée à près de 300 millions d'euros d'amende), et plusieurs entreprises japonaises, dont la société Ajinomoto, numéro un du marché mondial du glutamate.

Dès les premières accusations, le groupe Bayer a engagé des enquêtes internes. La participation à « cette affaire illégale » est « indéniable », a déclaré Thomas Reinert, porte-parole du groupe, en ajoutant qu'un tel procédé était « déplaisant » pour l'entreprise. Pour limiter sa « perte d'image », le groupe a décidé de passer à l'offensive en soutenant activement l'enquête des autorités américaines. L'ancien directeur général de Haarmann & Reimer à Holzminden, Hans Hartmann, parti à la retraite anticipée depuis lors (comme prévu, souligne l'entreprise), a été très utile aux enquêteurs. En raison de « son rôle dans la conjuration internationale de l'acide citrique » – ce sont les termes mêmes du ministère américain de la Justice –, Hartmann a été condamné à une amende de 150 000 dollars, après avoir reconnu sa participation aux réunions du cartel et sa collaboration personnelle aux ententes sur les prix.

Après de telles révélations, les autorités américaines ont annoncé qu'elles garderaient désormais un œil vigilant sur les mœurs de cette industrie. Cette « sanction est un message clair adressé à toutes les entreprises dans le monde entier », a déclaré Janet Reno, ministre de la Justice de l'époque. Et d'ajouter : « Nous ne tolérerons aucune entente secrète visant à tromper les consommateurs américains. » Mario Monti estime quant à lui que le comportement des groupes alimentaires est « l'expression d'un mépris envers les acheteurs et, en dernière analyse, envers les consommateurs ».

Les autorités semblent ne pas avoir une grande confiance dans la moralité de l'industrie alimentaire. Pourtant, le zèle avec lequel de grands groupes risquent leur réputation n'est pas nécessairement l'expression d'une pulsion criminelle. Souvent, il s'agit simplement de survivre dans le combat que se livrent les titans de l'industrie. Car la pression meurtrière de la concurrence aboutit à un paradoxe : de nombreux groupes font des milliards de chiffre d'affaires, mais pratiquement pas le moindre bénéfice. Pour survivre, de plus en plus d'entreprises fusionnent pour former des géants transnationaux dont la taille ne cesse de croître. Et quand ce jeu de Monopoly mondial ne laisse plus exister que quatre ou cinq super-groupes, la tentation est grande de se partager amicalement le gâteau au lieu de se livrer une lutte à mort pour ramasser des miettes.

En effet, rares sont les géants qui gagnent bien leur vie dans le secteur alimentaire. Coca-Cola, par exemple, passe pour une admirable « machine à faire de l'argent ». En 2003, l'Agence France Presse (AFP) faisait état de « bénéfices pétillants » chez le fabricant de soda – mais ces résultats ont été quelque peu relativisés par l'ancien directeur financier, selon lequel le groupe aurait présenté pendant des années des bénéfices gonflés.

Malgré les bénéfices juteux régulièrement comptabilisés par des groupes comme Nestlé, un analyste de la banque d'investissement Goldman Sachs, à Londres, jugeait en 2003 que les groupes alimentaires n'étaient pas si rentables que cela. Il considérait que, dans cette branche, les risques étaient supérieurs aux probabilités de gains et incitaient les investisseurs à faire preuve de circonspection.

Depuis des années, les bénéfices du secteur sont plutôt maigres. D'après une étude de l'institut d'analyse économique Ifo, à Munich, publiée en 1996, la situation des entreprises du secteur alimentaire s'est « nettement détériorée » en Allemagne depuis 1991. En Suisse, la *Neue Zürcher Zeitung* a « une impression de stagnation ». En février 1997, après avoir parcouru les derniers bilans, ce journal donnait à la multinationale néerlando-britannique Unilever un douloureux conseil : « Si le rendement était un critère rigoureux, Unilever devrait se séparer de son cœur de métier, l'alimentaire. » En effet, dans ce secteur, l'entreprise réalisait des bénéfices inférieurs à la moyenne. Loin de suivre ce conseil, le groupe a au contraire absorbé de nouvelles entreprises alimentaires. Mais il n'a pas atteint les bénéfices escomptés, selon l'analyste de Goldman Sachs.

Heureusement, les fabricants de produits alimentaires ont identifié un responsable à ce malaise : le grand méchant loup, ce sont les distributeurs, ces épiciers mués en gigantesques multinationales, dont les dix plus importantes contrôlent déjà 80 % du chiffre d'affaires total de la distribution. Manifestement, elles recourent à des méthodes brutales, des menaces, voire du chantage, pour rendre leurs fournisseurs dociles et obtenir des prix d'achat de plus en plus bas.

Dans une enquête menée par le professeur Joachim Zentes, de l'université de Sarrebruck, la moitié des 173 entreprises interrogées ont indiqué avoir déjà été concrètement menacées par les distributeurs. La menace est toujours la même : perdre leur place dans les rayons. L'imagination de la grande distribution pour obtenir des remises supplémentaires est manifestement sans limites : cela va de la petite contribution aux frais du jubilé de l'entreprise à la petite subvention pour les magnifiques entrepôts dont les grandes surfaces viennent de se doter, en passant par des « remises pour prolongation des heures d'ouverture » parce que cela permet d'exposer plus longtemps les marchandises. Ou un « bonus euro » parce que la chaîne de magasins veut s'étendre à l'étranger.

Mœurs de sauvages. Pourtant les géants de la distribution ne sont pas non plus violents de nature. Ce n'est que de la légitime défense. Ce qu'ils gagnent est si pitoyable. Même le roi incontesté de la branche, Metro, le grand détaillant européen, porte le deuil au moment de faire les bilans : « Les choses ne pourraient pas aller plus mal », a déclaré un jour son patron, Erwin Conradi.

À les en croire, les distributeurs devraient fermer boutique. Mais ils font tout le contraire : ils ne cessent d'ouvrir de nouveaux magasins. Tengelmann par exemple, représenté depuis longtemps aux États-Unis par la chaîne A&P, étend son réseau en République tchèque, en Pologne, en Hongrie, en Italie et en Espagne. Pourtant, cela ne lui fait pas gagner des mille et des cents : la rentabilité de l'entreprise oscille entre 0,5 % et 1 % du chiffre d'affaires. Mais, sans cette expansion constante, elle ne gagnerait plus rien du tout, avoue Erivan Haub, son P.-D.G. : « Tant que nous sommes en expansion, le résultat augmente. Ne plus croître, ce serait foncer vers zéro. »

Et c'est ainsi que tous les groupes sont lancés dans une course à l'expansion mondiale, en quête du moindre centime : Rewe, le plus grand distributeur d'Allemagne, a absorbé la chaîne de supermarchés autrichienne Billa et envisage également de s'étendre en Hongrie, en République tchèque et en Slovaquie. Carrefour, le plus grand distributeur alimentaire européen, s'est mise en quête de nouveaux terrains à conquérir : l'Allemagne, l'Espagne et la Grèce ; elle s'est étendue en Amérique latine, vise désormais l'Asie, et veut même conquérir la Chine après Taiwan et la Corée. Les fabricants qui, jusqu'alors, ne s'éloignaient guère de leur terroir d'origine, les imitent. Les producteurs de lait envoient du fromage en tranches à Moscou, les brasseries étanchent la soif des Mongols.

Les réactions désespérées d'une industrie alimentaire aux abois ne profitent pas nécessairement aux consommateurs. Les petits pains, par exemple, n'ont souvent plus qu'un goût de papier mâché depuis que la technologie et les concentrations industrielles se sont emparées de la boulangerie. Lors des vœux du Nouvel An 1997, le président Chirac a fustigé le processus d'industrialisation : « Il est inconcevable de comparer le pain venant d'une vraie boulangerie à cette chose issue d'un fournil et qui ressemble à tout sauf à du pain. » Pourtant, en France, la boulangerie industrielle reste relativement à la traîne : elle détient à peine un tiers du marché, contre près des deux tiers en Allemagne. Néanmoins, la sortie du président n'a servi à rien : le décret imposant qu'un fournil ne puisse s'appeler boulangerie que si la baguette est mélangée, pétrie, moulée et cuite sur place a été cassé par les tribunaux début 1998 à la demande de l'industrie boulangère. Cela démontre que hisser le pain au rang d'affaire d'État ne suffit pas à en préserver durablement la qualité.

Car, à notre époque, le jugement des papilles gustatives n'est plus le premier critère pour déterminer la qualité d'un produit. La revue spécialisée *Werben und Verkaufen* (Publicité et vente) fixe de tout autres critères. Ainsi, les experts en marketing affirment : « Les groupes chimiques garantissent la pureté et le naturel des ingrédients, savent s'en servir pour élaborer un programme de marketing et de communication ciblé, et exposent tous les processus de fabrication sur l'internet. » Les boulangers n'ont plus qu'à aller se rhabiller.

L'avenir a déjà commencé. Le boulanger n'achète pas ses matières premières uniquement chez le meunier, il s'approvisionne aussi dans les usines chimiques. Et des sacs pleins de mélanges prêts à l'emploi s'entassent dans les gigantesques entrepôts des coopératives d'achat de la boulangerie. Le « mélange au blé complet » ou le « mélange à cuire au four » qui donne des petits pains si typiquement campagnards viennent de la société chimique Boehringer.

L'eldorado des aliments miracles

La transformation de nos aliments est en cours. Et avec elle, les bénéfices reparaissent à l'horizon. Même le consommateur est censé en profiter : les nouveaux produits alimentaires sont censés être beaucoup plus sains que ceux que nous consommions auparavant. En effet, les fournisseurs disposent de recettes toutes particulières et de compétences tout à fait nouvelles. La société SKW Trostberg, par exemple, est, de son propre aveu, le « numéro un mondial de la chimie du bâtiment ». Les connaisseurs apprécient ses adhésifs pour carrelages. Mais depuis sa fusion avec le groupe chimique Degussa, elle produit aussi des additifs alimentaires et des extraits de substances naturelles.

Cette société possède plusieurs brevets relatifs à l'optimisation des œufs, plus précisément en ce qui concerne leur impact sur la santé : grâce aux méthodes modernes, l'œuf peut être débarrassé de son mauvais cholestérol. C'est tout simple. Selon le fascicule de brevet, on peut notamment diluer le jaune avec « une solution aqueuse de carbonate d'ammonium » et lier le cholestérol à un « agent solide », par exemple du charbon actif ou du gel de silice. Il suffit de filtrer ce dernier pour que le jaune débarrassé de son cholestérol puisse « être directement transformé en produits à base de jaune d'œuf. » Pour les gourmets, l'inventeur recommande « d'éliminer le carbonate d'ammonium », simplement « pour des raisons de qualité gustative » (brevet numéro DE 40 13 367 A1). Les choses sont encore plus simples lorsque le jaune d'œuf est disponible sous forme de poudre, car il suffit d'y injecter du propane par soufflerie. Cependant, si vous souhaitez protéger votre santé en réalisant cette opération chez vous, il vous faudra un stock suffisant de propane. Car, pour traiter 1 kg de poudre de jaune d'œuf, il faut « 30 kg de propane comprimé à injecter en deux heures » (brevet numéro DE 44 07 939 A1). « Curieusement, selon l'inventeur, cela donne un produit aux bonnes qualités gustatives. » Traduction : non seulement c'est follement sain, mais en plus c'est bon. Malheureusement, personne n'en veut, si bien que ce brevet n'a jamais été mis en œuvre. L'entreprise novatrice s'est désormais tournée vers les additifs modernes pour produits carnés, crèmes glacées et desserts aux fruits.

La transformation de la nature est tellement rentable qu'une entreprise telle que Monsanto envisage de s'y consacrer exclusivement. Le groupe américain est un pionnier en la matière. Par exemple, grâce à de l'hormone de croissance BST génétiquement manipulée, Monsanto a spectaculairement accru la production des vaches laitières tout en modifiant, au passage, l'équipement des étables. Il faut en effet régulièrement rafraîchir ces turbovaches, sous peine d'échauffement corporel excessif pour cause de production laitière intense. C'est ainsi que, en 1994, des vétérinaires américains recommandaient, dans la revue spécialisée *Journal of the American Veterinary Medical Association*, l'emploi de ventilateurs ou des douches régulières. Le groupe Monsanto est déjà connu du grand public par son soja génétiquement modifié pour résister au « Roundup », cet herbicide produit par la firme. Celle-ci est également l'un des principaux producteurs d'aliments diététiques nouveaux, comme les œufs aux acides gras polyinsaturés. Pour les produire, les poules doivent consommer un nouvel aliment élaboré par Monsanto et contenant des algues venant de la côte californienne. Les œufs qu'elles pondent contiennent ces célèbres PUFA (voir page 100), si bons pour la santé. Ces œufs sont commercialisés avec succès en Europe sous le nom de « œufs omega 3 ».

Grâce à la découverte des PUFA, le nouveau nutriment miracle, certains poissons à la réputation plutôt décriée, comme le hareng, reviennent à l'honneur. Depuis quelque temps, le hareng était considéré comme le poisson des pauvres, et en plus, quelle horreur, comme un poisson gras. Le maquereau ne s'en tirait pas mieux. Or, « ces poissons gras dont on prétend qu'ils sont mauvais pour la santé » contiennent précisément, comme le confirme un ingénieur de Hoffmann-La Roche, une grande quantité de ces substances qui sont censées faire des miracles pour l'organisme humain : les acides gras polyinsaturés, ou PUFA.

C'est pourquoi les techniciens ont trouvé un moyen de réintégrer ces poissons dans la chaîne alimentaire sans qu'on soit obligé de les consommer. Pour comprendre ce tour de passe-passe, faisons un petit détour par la ville anglaise de Heanor. Certes, elle se trouve à des kilomètres de la mer, et jamais un pêcheur n'y dépose sa pêche au petit matin. Mais un groupe mondial tel que Hoffmann-La Roche ne se laisse pas impressionner par de simples considérations géographiques. Il pense globalement et n'hésite pas à faire venir du monde entier des fûts d'huile obtenue par pressage des déchets de poisson.

Une fois à l'usine d'Heanor, cette huile de poisson est transformée de manière à pouvoir s'intégrer à toutes sortes de produits alimentaires. Pour les aliments pour bébés de Nestlé et Milupa, c'est déjà fait, déclare avec fierté le monsieur de Hoffmann-La Roche. Ces produits améliorés ne rappellent plus beaucoup le poisson.

À qui doit-on les caprices des ingénieurs ? Impossible de ne pas montrer du doigt les responsables : les Esquimaux, qui se nourrissent exclusivement de poissons gras. Comme l'ont un jour constaté des scientifiques, les Esquimaux ont le taux de maladies cardio-vasculaires le plus bas du monde. Un véritable miracle médical, dont la cause a été identifiée : les acides gras polyinsaturés, contenus notamment dans le hareng et le maquereau, et qui préviendraient toutes sortes de maladies (voir page 100).

Les PUFA sont surtout bénéfiques aux bilans des entreprises. BASF les propose sous forme de « poudre sèche à cristaux sphériques ». La préparation est adaptable en fonction des besoins : pour les produits diététiques, ce sera de l'« huile de poisson en microcapsules dans une matrice gomme arabique/hydrate de carbone » spéciale ; pour les pâtes et les plats préparés, on remplace la gomme par de la gélatine. Et si on assaisonne la préparation avec une pincée de délicieux antioxydants et un soupçon de phosphate tricalcique, on obtient un agent savoureux, recommandé dans les aliments pour bébés. Pour commercialiser ces produits si sains, BASF Feinchemie a créé une filiale : « BASF Health and Nutrition ». Selon l'entreprise elle-même, la filiale connaît un développement réjouissant, ce qui a permis au journal *Frankfurter Rundschau* de titrer : « La branche santé de BASF baigne dans l'huile ».

Le marché est effectivement en pleine croissance ; les aliments-santé industriels vont envahir les rayons dans les prochaines années. Selon les analystes de la Leatherhead Food Research Association britannique, cela pourrait facilement représenter 30 milliards de dollars en Europe, 100 milliards à l'échelle mondiale. « Functional Food » – « alicaments » –, tel est le nom que les ingénieurs donnent à ces produits sains, un des secteurs les plus prometteurs du marché de l'alimentaire.

Le business alimentaire emprunte parfois des voies insolites. Comme les consommateurs deviennent de plus en plus sceptiques à l'égard des colorants, des conservateurs chimiques et des arômes synthétiques, les cuisiniers-sorciers des laboratoires n'hésitent pas à ajouter encore quelques ingrédients bons pour la santé : des vitamines et des acides gras, du calcium et du fer, du bétacarotène et des fibres. Et peut-être même une petite colonie de bactéries.

Les premiers produits issus de microorganismes sont à ce jour les innovations qui rencontrent le plus grand succès. « Vifit » de la maison Südmilch , par exemple, un produit comparable à du yaourt, est censé stimuler la digestion grâce à des « cultures LGG vivantes ». À l'intention des clients susceptibles d'être quelque peu perturbés par la présence d'êtres vivants dans des gobelets en plastique, la société avait pris la précaution d'ouvrir une ligne téléphonique spéciale. Une dame aimable y répondait aux craintes exprimées par les consommateurs (« Mon Dieu ! C'est le genre de questions que posent beaucoup de gens. ») en leur expliquant que le produit ne contenait « absolument pas de petits animaux nageant en tous sens ». Les petites bêtes agissaient exactement comme leurs semblables présents dans l'intestin humain et favorisaient la digestion. Seule la gourmandise était déconseillée : « Si vous en mangez trop, vous pouvez souffrir de diarrhée. Mais c'est le cas avec tous les yaourts. » Malgré tout, le produit n'a pas remporté le succès escompté et a fini par disparaître des rayons.

En revanche, le succès, peut-être dû à une meilleure campagne publicitaire, fut au rendez-vous pour le produit laitier « LC 1 » de Nestlé, qui favorise également l'activité intestinale grâce à l'adjonction de bactéries. Mais ce n'est pas tout. Les sociologues qui s'intéressent aux modes ont découvert dans ce yaourt une dimension historique : « Le LC 1 de Nestlé s'adresse aux consommateurs les plus modernes », écrivent les augures du « Trendbüro » de Hambourg : « Nous les avons appelés les consommateurs-pionniers, parce qu'ils essayent tout ce qui est nouveau et technologiquement novateur. Derrière leur décision d'achat se cache notamment le désir de créer un homme nouveau, parfait, à l'aide de procédés scientifiques optimisés. » Et d'ajouter : « Pour le consommateur-pionnier, l'artificiel est supérieur au naturel. »

De toute évidence, l'homme nouveau n'est pas comme les autres. Il est caractérisé par une aura particulière. Celle-ci s'acquiert aussi grâce à la nouvelle boisson au yaourt « Actimel » de Danone, qui contient le bacille miracle « *Lactobacillus casei* ». En effet, sa consommation confère un charisme accru, du moins est-ce ce que promet sans ambages la publicité : « Plus de yaourt, plus d'aura ». Et la boisson « Fit for fun », fabriquée par une revue de culture physique en association avec le producteur d'eaux minérales Apollinaris, assure renforcer les défenses immunitaires ainsi que « les facultés d'apprentissage et de mémorisation ».

En France, patrie de la culture gastronomique, où les plats sous plastique du supermarché rivalisent avec la quiche maison ou le carré d'agneau, les mères peuvent alimenter leurs enfants avec des « barres mémoire » : ces barres multivitaminées de chez Gerblé sont supposées rendre les enfants plus intelligents.

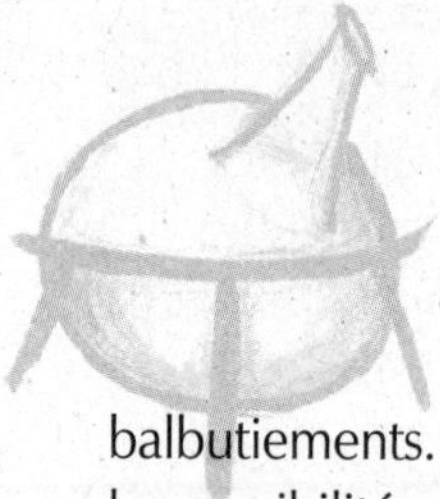

La technologie, ultime recours d'une industrie déboussolée

Bien entendu, toutes ces évolutions ne sont que des premiers balbutiements. La technologie alimentaire est bien loin d'avoir épuisé toutes les possibilités d'améliorer le bien-être humain. C'est pourquoi les chercheurs recherchent fiévreusement de nouvelles technologies pour les soupes instantanées, planchent sur des compositions chimiques novatrices destinées aux grignoteurs de barres chocolatées. Tout cela est censé promouvoir la santé publique et bénéficie le plus souvent de fonds débloqués par les États ou par l'Union européenne. En Europe, plus d'une douzaine de projets de recherche ont reçu des subventions pour mettre au point de nouvelles recettes d'alicaments. Tous les grands groupes en ont largement profité : Nestlé, La Roche, la multinationale britannique du chocolat Cadbury et bien d'autres encore.

Fébrilement, les industriels cherchent à prouver que l'alimentation artificielle est profitable à l'organisme, qu'elle contribue à prévenir le cancer, à juguler l'appétit, à encourager les fonctions intestinales. « Le design d'une alimentation plus saine », selon un des thèmes d'étude, devient le champ d'intervention favori des « food designers ». Et même la vie spirituelle des consommateurs est scrutée de près par les groupes, qui unissent leurs efforts : un projet commun de Coca-Cola, Guinness, Unilever et autres cherche à connaître les effets des substances qui composent les produits alimentaires sur les états d'âme et les capacités intellectuelles – et à découvrir comment influencer le choix des consommateurs. Cela permettrait enfin de surmonter la crise des débouchés dans ce secteur.

Pour l'instant, la vieille Europe est désespérément à la traîne : au Japon, les industriels de l'alimentation ont réalisé en 2003 un chiffre d'affaires de 4 milliards de dollars grâce aux snacks et aux boissons prétendument sains. Les observateurs ont dénombré 324 produits FOSHU (« Food for Specified Health Use », « aliments spécialement conçus pour la santé ») officiellement agréés. Coca-Cola, Nestlé et les groupes japonais comme Mitsubishi mélangent chaque année aux aliments et aux boissons plus de 50 tonnes de fer, 250 tonnes de PUFA et 5 000 tonnes de calcium. Coca-Cola vend une boisson-minceur du nom de « Boco » et une eau vitaminée spéciale. Dans le monde entier, les gens avalent déjà plus de 12 milliards de litres de boissons censées renforcer la santé. Surtout les Japonais.

Les technologues nippons ont préparé des aliments sains pour chaque groupe-cible. Ainsi, pour les « femmes occupées et mariées depuis peu », le fabricant S.B. Syokuhin recommande sa boisson « Ascetic » à la gelée royale, ce gel revitalisant produit par la reine des abeilles. Les cadres dirigeants peuvent également en prendre une gorgée : chez eux, cette boisson dissipera le stress et fera s'envoler la fatigue.

Mais le boom mondial des alicaments a également ses revers. Hélas. Car quoi qu'on fasse, les ressources naturelles sont insuffisantes. En outre, elles sont beaucoup trop chères pour être exploitées de manière industrielle. Mais ce constat est plutôt de nature à stimuler les ingénieurs. En recherchant de nouvelles sources de matières premières, le groupe américain Procter & Gamble (« Monsieur Propre »), connu notamment pour l'olestra, un succédané de matière grasse, a exploité son potentiel créatif pour rendre comestible le coton qui jusqu'à présent ne servait qu'à produire des slips et des T-shirts. Les fibres de cette plante doivent désormais servir de fibres alimentaires dans le pain. Celui-ci est alors réputé faible en calories et donc particulièrement sain.

Grâce à des techniciens malins, voilà longtemps que les carottes ne sont plus indispensables pour fournir du bêta-carotène : la production de ce précurseur de la vitamine A est aujourd'hui presque exclusivement synthétique. Mais la tendance est à nouveau favorable à la nature, ou plutôt au naturel obtenu par des voies détournées : les méthodes biotechnologiques modernes permettent d'obtenir le carotène à partir de sécrétions de l'algue *Dunaniella*. Et le groupe hollandais d'ingénierie génétique Gist-brocades a dressé le champignon « *Blakeslea trispora* » pour qu'il produise lui aussi du bêta-carotène ; selon le prospectus, celui-ci est tiré de sa « biomasse ».

Mais les industriels n'ont pas les mains libres pour commercialiser ces inventions aux multiples bienfaits. Ainsi, comme le dit un cadre de la centrale zurichoise, Nestlé occupe une place « de premier plan » en matière de développement des alicaments. Mais elle n'a pas le droit de clamer sur tous les toits les bienfaits du développement de ses plats préparés favorisant la digestion, prévenant le cancer, protégeant le cœur et avivant l'intelligence. Cela pourrait obliger le groupe à « vendre [ses] produits uniquement en pharmacie ». Quel dommage ! En effet, le droit allemand exige que les « substances ou préparations de substances » de nature à « influer sur des états » physiques ou mentaux ou à « atténuer des incommodités » soient considérées comme des médicaments. Et ces derniers, hélas, trois fois hélas, ne peuvent pas être vendus en supermarché.

Ainsi Nestlémaggiknorr restent-ils un peu réticents à publier les études qui pourraient prouver les effets salutaires des soupes antifibrillations cardiaques ou des bouillies qui rendent les bébés intelligents.

À moins que leurs réticences ne s'expliquent par le fait que les preuves tardent à se manifester. Car il est tout à fait douteux que des doses accrues de substances saines, présentes dans l'alimentation naturelle en traces infimes, soient réellement efficaces. Tout au moins n'ont-elles guère été utiles aux 30 000 fumeurs finlandais qui ont dû avaler pendant six ans des pilules vitaminées destinées à prévenir le cancer : 20 % d'entre eux sont morts plus tôt que les fumeurs qui n'en avaient pas pris.

D'ailleurs, certains experts ne sont guère enthousiasmés par ces nouveaux ingrédients. Leur utilité « ne manque pas d'être contestée sur le plan scientifique », déclare par exemple le professeur Burckhard Viell, expert auprès de la plus haute instance allemande de protection des consommateurs. Selon lui, « de nombreuses affirmations publicitaires flirtent avec la tromperie sur la marchandise ».

L'absorption d'aliments diététiques peut en effet avoir des effets contraires à ceux annoncés : un excès de vitamines et de sels minéraux par exemple. Mathilde Kersting, de l'Institut allemand de recherche en alimentation infantile, estime que des concentrations de certains additifs atteignant jusqu'à 600 % de la dose recommandée sont dommageables pour l'organisme. L'absorption excessive d'additifs comme le calcium ou le fer se fait « souvent au détriment d'autres substances nutritives vitales que le corps n'est plus à même d'absorber convenablement » – la malnutrition, fille de repas trop sains !

Selon des découvertes récentes, même les PUFA ultra-sains sont plutôt nocifs en quantités excessives : ils risquent de provoquer des calculs rénaux, un déficit immunitaire, voire des cancers. C'est pourquoi l'Institut allemand de recherche alimentaire conseille, depuis peu, de ne pas oublier les MUFA : les acides gras monoinsaturés. Les Esquimaux au cœur si bien accroché les consomment également, ce que la propagande pour les PUFA nous avait caché jusqu'ici. Sous nos latitudes, les MUFA se trouvent surtout dans l'huile d'olive, mais aussi dans le gras de poulet, le suif et le saindoux, toutes choses contre lesquelles les diététiciens, avec leur phobie du gras, nous mettent en garde avec une vigueur toujours plus grande.

En réponse à ce monde opaque des nouveaux produits alimentaires et aux informations contradictoires sur leur utilité, de nombreuses personnes préfèrent désormais consommer du hareng sous la forme de simple hareng, de la poule sous forme de poule – en s'assurant, si possible, qu'elle vienne d'un élevage naturel, respectueux du bien-être des animaux. Le mouvement bio est en pleine expansion – et l'industrie alimentaire tente d'en profiter rapidement.

L'avenir du goût : délicieux de préférence

L'opinion publique était furieuse : « J'ai rarement lu une déclaration aussi arrogante et aussi méprisante », écrivait un monsieur de Hambourg. « Face à un tel mépris pour les clients, ceux-ci doivent se demander s'ils ne devraient pas se passer des produits de la maison Nestlé », s'emportait une dame d'Ahrensburg. Si l'on en croit la responsable du courrier des lecteurs du magazine *Stern*, quelques mères adressèrent même des menaces de boycott, en précisant qu'elles avaient l'intention d'éviter Maggi, Alete et Cie « tant que ce type siège là-bas ».

« Ce type », c'était Helmut Maucher, patron de la maison Nestlé, le plus grand groupe alimentaire mondial. C'est une interview parue dans le magazine qui lui avait valu les foudres du public. Pour une fois que ce n'était pas un poète des étiquettes ou un metteur en scène de la publicité qui s'adressait au peuple des acheteurs avec des propos soigneusement choisis et rimés, mais le P.-D.G. de l'entreprise en personne, les messages parurent tout de suite moins ambigus.

Les manipulations génétiques ? « Les manipulations génétiques sont importantes. Nestlé n'y renoncera pas, vous pouvez y compter », déclarait le boss avec une franchise qui l'honorait. Même les aliments pour bébés génétiquement modifiés de la marque Alete verront le jour tôt ou tard : « Je ne l'exclus pas à long terme. » Selon Maucher, ces produits présentent des avantages évidents : ils seront « plus durables » et, dans le cas du soja, « le clonage pourrait éliminer le goût sec dans la bouche ».

On pourrait penser que, en échange d'avantages aussi indéniables, le moindre milliard consacré à la recherche serait perçu comme un bon placement. Pourtant, le public ne s'est pas laissé convaincre. Pire encore : l'image humaine de M. Maucher, ses positions sur les questions sociales n'ont pas bénéficié à Nestlé. Lui-même a reconnu s'être exprimé de manière un peu « provocatrice ».

Il est peut-être vrai que Maucher, qui a dirigé la multinationale alimentaire jusqu'en juin 1997 et l'a considérablement marquée de son empreinte, s'était un peu éloigné de sa clientèle. Mais il n'était pas différent des autres. Peut-être les chefs d'entreprise, perdus dans leurs hautes sphères, vivent-ils dans un certain éloignement par rapport au consommateur qui paie. Le plus souvent, ils restent entre eux, confortablement calés dans les fauteuils rembourrés des salons V.I.P. des aéroports internationaux, où ils ne voient que très rarement des consommateurs et ne rencontrent au mieux que des politiciens en déplacement.

Cela pourrait être l'une des explications à la crise que traverse l'alimentation industrielle. De toute évidence, cette branche s'est éloignée, lentement mais sûrement, de son groupe-cible. Même les dames et les messieurs en blouses blanches, qui mettent au point, dans des laboratoires coupés du reste du monde, des technologies aussi nouvelles que fascinantes, ont probablement perdu le contact avec la réalité. Ils trouvent tout à fait normal que des bactéries spécialement dressées sécrètent des édulcorants, ou que des moisissures produisent de l'acide pour sodas, et s'étonnent que les profanes trouvent cela peu appétissant. Pas malsain, simplement inesthétique. Écœurant.

L'alimentation est aussi une affaire très lucrative pour beaucoup d'acteurs de la chimie, de l'industrie alimentaire, mais également de la science et de la recherche, des chaînes de supermarchés, voire des médias, des revues, des journaux et des radios, qui vivent de la publicité. En 2002, les chaînes de télévision allemandes ont encaissé à elles seules plus de 2 milliards d'euros pour diffuser des spots présentant une image idyllique et proprette du meilleur des mondes alimentaires, destinée à imprégner l'esprit des gens. En fait, personne n'a le moindre intérêt à ce que les choses changent, ou à ce que les consommateurs finissent par savoir ce qui parvient réellement dans leurs assiettes. La plupart de ces acteurs ont tout intérêt à vivre dans leur propre univers, le monde de la production alimentaire high-tech, tandis que les mangeurs vivent dans un monde différent et continuent à s'abandonner au rêve d'aliments de supermarché, bons, sains et naturels.

Quoi qu'il en soit, ces messieurs de l'industrie font preuve de bienveillance à l'égard des profanes qui leur exposent leurs craintes irrationnelles. Face à ses détracteurs, M. Maucher sait se montrer compréhensif ; c'est du moins ce qui ressort de sa réponse à deux journalistes de l'hebdomadaire *Die Zeit* qui l'interpellaient sur le fait que « les gens ont une réaction méfiante » quand ils constatent que « les procédés de fabrication industriels ne sont pas transparents ». « Vous avez raison, avait alors déclaré l'ancien P.-D.G. de Nestlé. Tout est devenu plus anonyme. Personnellement, je ne peux pas expliquer l'énergie nucléaire, pas plus que l'agriculture moderne. Tout est devenu plus compliqué, et cela fait peur aux gens. »

Comparer l'énergie nucléaire à l'agriculture moderne ? Quel est donc le rapport, se demande le publivore qui s'accroche à l'idée que la production alimentaire est assurée par des paysans travaillant dans des fermes, et qu'elle est différente, en tout cas plus simple que le fonctionnement d'une centrale nucléaire. Peut-être les techniciens alimentaires ont-ils omis de diffuser à temps des spots réalistes montrant de beaux nuages de produits toxiques planant sur les vignobles, ou bien des porcs entravés et réduits à produire des masses de côtelettes bon marché et des montagnes de jambon. Peut-être aurait-il fallu montrer à la télévision les films publicitaires que les fabricants d'installations de torture pour poussins montrent à leurs clients des « usines à volaille ». Peut-être qu'enfin les consommateurs ne s'accrocheraient plus à cette vision idyllique et irrationnelle qui leur rend si incompréhensibles les méthodes de production modernes et les aliments génétiquement modifiés.

Mais les choses étant ce qu'elles sont, les consommateurs, choqués, se détournent avec dégoût. Plus de 80 % des consommateurs allemands n'ont plus confiance dans les produits alimentaires, comme l'a révélé un sondage à l'automne 1996. Une personne sur quatre n'a pas pu citer le moindre produit alimentaire qui lui semblait inoffensif pour la santé. Témoignage accablant pour la branche qui fournit à l'humanité ce dont elle a besoin pour vivre : les aliments, le pain quotidien. Et mauvaise note pour les politiciens qui ont eux-mêmes délibérément abandonné la responsabilité du contrôle des produits alimentaires au profit d'instances comme le Codex alimentarius, dont les décisions se prennent à huis clos, quelque part entre Manille et Toronto.

Dans ces circonstances, le « putsch des géants de l'alimentaire » et la « dictature du goût » qui s'est instaurée à sa suite ressemblent plus à une prise de pouvoir en douceur, impliquant la participation active des représentants du peuple.

Mais désormais, la contre-révolution gronde. En effet, les dictatures du goût ont sapé la base même de leur pouvoir. Julius Maggi et son collègue Carl Knorr s'étaient acquis des mérites indéniables en permettant au peuple de se nourrir : ils fournissaient aux masses miséreuses, aux travailleurs de force et aux mères désespérées des substances nutritives bon marché et rapides à préparer. Ce faisant, ils avaient apporté une contribution inestimable à l'amélioration de l'existence pénible des ouvriers.

Aujourd'hui, ils n'apportent plus qu'un luxe superflu. Car seuls les dirigeants politiques et les chefs d'entreprise ont encore des journées de travail de quatorze heures qui ne leur laissent pas le temps de cuisiner. Les salariés bénéficient de la semaine de 35 heures. Dans une société de loisirs où chacun possède un réfrigérateur, il n'est nul besoin de marchandises en sachet ni de produits en conserve. D'autant qu'ils sont sensiblement plus chers que les plats cuisinés à la maison.

Même Aldi, le roi du discount, pratique des prix de luxe, comparés à ce que l'on peut cuisiner soi-même. Prenons les spaghetti bolognese : les spaghetti Aldi et la « préparation pour spaghetti bolognese » Aldi coûtent 68 centimes d'euro. Préparer soi-même une recette italienne ne coûte que 50 centimes (dans les deux cas, la viande hachée n'est pas comptée). En y ajoutant le lait (à acheter séparément), trois portions de purée de pommes de terre en sachet coûtent 64 centimes, contre 43 centimes si on prépare la purée soi-même. Le bouillon de poule instantané de Knorr, qui coûte 69 centimes, est lui aussi en réalité un luxe. Car on peut préparer chez soi, à moindre coût, une soupe bien meilleure que cette mixture qui réunit quelques grammes de poule et les arômes-comédiens. Il suffit de prendre une demi-poule, déjà passablement chère, et des légumes à 80 centimes. On obtient non seulement du bouillon, mais on y gagne en plus une excellente fricassée. En comptant la crème, les légumes et le riz pour la fricassée, on aboutit à un total de 2,50 euros – si l'on ramène le tout à des portions industrielles. Avec un coq martyrisé en batterie et acheté au supermarché, cela serait deux fois moins cher. Mais personne ne songerait à acheter un tel coq. En revanche, le potage Knorr plus la fricassée de poulet avec riz et légumes en conserve coûte davantage : 2,60 euros.

En vérité, l'alimentation industrielle est loin d'être bon marché. Ce qui coûte le moins cher, c'est un véritable repas, fait maison. Et c'est aussi le plus sain. Là-dessus, les experts sont unanimes. Les produits biologiques sont encore meilleurs, surtout au goût, mais un peu plus chers, voire trop chers selon beaucoup de consommateurs.

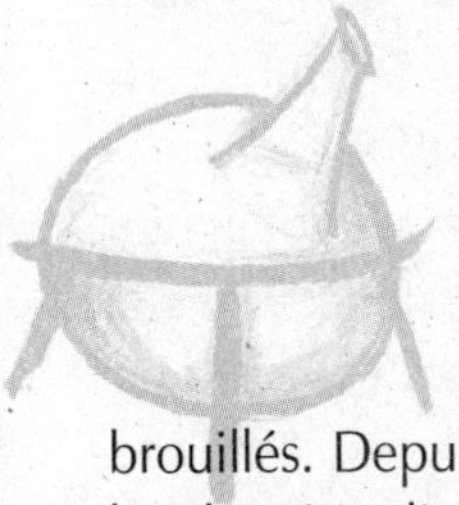

La vie, une valeur de plus en plus mal cotée

Cependant, en matière de prix, les repères sont désormais brouillés. Depuis que les supermarchés et les chaînes de discount écoulent les denrées alimentaires à des prix écrasés, l'acheteur a lentement, subrepticement, perdu le sens de leur valeur. Cela ne gêne personne de dépenser 15 euros pour un litre d'huile de moteur. Après tout, c'est pour la voiture, un domaine où personne ne veut prendre de risques avec une quelconque huile bon marché. Mais l'huile pour salade, elle, ne doit pas coûter plus de 1,99 euro.

Et le poulet ? Un bon poulet coûte 10 euros, un poulet de Bresse atteint facilement le double. En revanche, un poulet surgelé de supermarché coûte 1,60 euro. De tels prix amènent à se poser des questions : est-ce qu'il suffit qu'un prix soit bas pour qu'il soit juste ? Une heure de parking coûte plus cher qu'un poulet industriel. La vie n'aurait-elle aucune valeur ? Et il n'y a pas que le poulet : un œuf coûte 10 centimes, le litre de lait 50 centimes, le rôti de porc 6 euros. Tous les animaux qui mènent ainsi une existence au rabais ne se portent sûrement pas bien. Mieux vaut ne pas y penser du tout. Changeons-nous les idées et allons au cinéma : 7,50 euros l'entrée, 3 euros la bière, 2,5 euros la petite montagne de pop-corn à grignoter pendant le film.

Manifestement, les gens ont beaucoup d'argent à dépenser, même pour les choses tout à fait extraordinaires : 2,50 euros par exemple pour la sucette turbo sur piles de la marque « Chupa Chups » (slogan : « Un plaisir à lécher super pour les super-paresseux »). Cette sucette à moteur est devenue un best-seller. « Ne demandez pas à quoi cela sert, demandez si cela a du succès », déclare la directrice allemande de la société espagnole Chupa Chups, qui vend ses sucettes à prix turbo dans 150 pays du monde, depuis l'île de Pâques jusqu'à la Chine en passant par la Somalie, principalement aux jeunes de 6 à 17 ans.

Mais, à partir de 20 ans, les plus âgés ne se laissent pas vraiment impressionner par les sucettes à moteur et autres gadgets du même acabit. Désormais, de plus en plus de gens posent même la question de leur utilité. Le chef du groupe suisse Migros a déclaré, à l'occasion de la présentation de son bilan en mars 1997, que le monde voyait naître « un marché éthique », où l'on insistera pour respecter les animaux ou garantir des conditions de travail humaines. Il ajoutait que de plus en plus de clients étaient prêts à payer davantage pour des marchandises produites dans des conditions écologiques ou socialement équitables.

D'ailleurs, Migros s'est donné beaucoup de mal pour promouvoir le commerce équitable, y compris les produits biologiques. Cependant, au cours de l'été 2003, des paysans suisses se sont plaints que ce groupe pourtant si moral leur déduisait 60 centimes suisses par kilo de viande de veau rose, soit un manque à gagner pouvant atteindre 80 francs suisses par bête (50 euros), justement parce que les conditions de l'élevage du veau étaient respectueuses des animaux. « Le problème, c'est que les gens n'achètent pas la viande de veau de couleur rose », s'est justifiée Fausta Borsani, directrice du projet Éthique chez Migros. Les gens veulent de la viande blanche, sans savoir qu'elle n'est produite que par des veaux anémiés, mal alimentés.

Ainsi, les produits alimentaires respectueux de la nature ne sont pas faciles à vendre. Les gens se sont déjà considérablement éloignés de la nature. À force de consommer pendant des années les produits du complexe agro-industriel, ils ont oublié ce qu'ils savaient sur les fruits naturels.

Pourtant, beaucoup de gens aimeraient consommer des produits biologiques, d'autant que de nombreuses études montrent qu'ils sont plus sains.

Mais ils paraissent trop chers, ou bien le trajet jusqu'au magasin bio semble trop compliqué. Ou encore les gens ne font pas confiance aux contrôles dont ces produits sont l'objet, ou connaissent mal les labels bio.

Sur ce point, ils sont en excellente compagnie : même un envoyé du plus grand groupe alimentaire mondial Nestlé, chargé d'étudier les produits biologiques, n'a pas tout à fait trouvé son chemin dans la « bio »-sphère.

L'homme de Nestlé s'est rendu à Paris, à la foire « Food Ingredients », où l'on peut admirer toutes les nouveautés du monde en matière d'ingrédients alimentaires. Des purées de fruits, du homard en poudre, des PUFA issus d'algues, de la poudre de gomme du Soudan.

Mais rien de cela n'intéressait l'aimable Suisse. « Je ne suis là que pour le bio », déclara-t-il en s'arrêtant devant un stand qui arborait en lettres rouges la mention « Red Star BioProducts ». L'homme de Nestlé examina les produits exposés. Des boîtes de conserve blanches s'entassaient. « NOVA Plus 4525 Roast Beef » ou « PROTEX 2139 Rounded Chicken Character ». L'homme de Nestlé discuta quelques minutes avec un employé de l'entreprise.

Puis, il finit par comprendre son erreur. Il était sur le stand d'une société belge ayant des filiales en Angleterre, au Canada, à Singapour et aux États-Unis, qui produit des ingrédients de goût, des arômes et des exhausteurs de goût. Elle n'appartient pas exactement au milieu bio : elle produit à l'aide des biotechnologies ! C'est ce qu'un bref dialogue sur le stand apprit à l'homme de Nestlé. Celui-ci poursuivit son chemin. Ce n'est pas là qu'il voulait faire ses achats.

Bio. Biotechnologie, génie génétique. Comme tout cela est compliqué ! Pas étonnant que même l'homme de Nestlé ne s'y retrouve pas au premier coup d'œil.

C'est qu'il est un peu déroutant, notre meilleur des mondes alimentaires.

ANNEXE

ARÔMES ET ALIMENTS BIOLOGIQUES

Complément à l'édition française

Le lecteur intéressé trouvera ci-dessous un complément d'information sur la réglementation européenne applicable aux produits biologiques. Seuls sont présentés ci-dessous les textes mentionnés à la page 15, à savoir le règlement biologique européen et la directive européenne 88/388/CEE sur laquelle il s'appuie.

RÈGLEMENT BIOLOGIQUE EUROPÉEN

Le règlement biologique européen, qui encadre la production biologique dans les pays de l'Union européenne, date du 24 juin 1991. Depuis, il a été l'objet d'ajouts, notamment pour tenir compte des productions animales. Dans sa version la plus récente (janvier 2004), il traite des arômes dans son Annexe VI, consacrée aux « ingrédients et auxiliaires technologiques autorisés dans la préparation des produits alimentaires composés essentiellement d'un ou de plusieurs ingrédients d'origine végétale, visés à l'article premier paragraphe 1 point b) du présent règlement ».

Parmi les ingrédients autorisés, le point A2 de l'annexe, intitulé « Arômes au sens de la directive 88/388/CEE », précise : « Les substances et produits définis à l'article premier paragraphe 2 point b) i) et point c) de la directive 88/388/CEE classés dans la catégorie des substances aromatisantes naturelles ou des préparations aromatisantes naturelles, conformément à l'article 9 paragraphe 1 point d) et paragraphe 2) de ladite directive. »

DIRECTIVE 88/388/CEE

La directive 88/388/CEE « relative au rapprochement des législations des états membres dans le domaine des arômes destinés à être employés dans les denrées alimentaires et les matériaux de base pour leur production » définit trois catégories de substances aromatisantes (Article 1, paragraphe 2 point b) :

> « b) substance aromatisante : une substance chimique définie ayant des propriétés aromatisantes et
> i) obtenue par des procédés physiques appropriés (y compris la distillation et l'extraction au solvant) ou des procédés enzymatiques ou microbiologiques à partir d'une matière d'origine végétale ou animale, soit en l'état, soit transformée pour la consommation humaine par des procédés traditionnels de préparation de denrées alimentaires (y compris le séchage, la torréfaction et la fermentation) ;
> ii) obtenue par synthèse chimique ou isolée par des procédés chimiques et identique chimiquement à une substance présente naturellement dans une matière d'origine végétale ou animale telle que décrite sous i) ;
> iii) obtenue par synthèse chimique mais non identique chimiquement à une substance présente naturellement dans une matière d'origine végétale ou animale telle que décrite sous i). »

Ainsi que le précise l'article 9 paragraphe 1 point d) de la même directive, le point i) ci-dessus correspond aux **substances aromatisantes naturelles,** le point ii) aux **substances aromatisantes « identiques aux naturelles »** (obtenues chimiquement), le point iii) aux **substances aromatisantes artificielles** (n'ayant pas d'équivalent dans la nature).

Seules les substances aromatisantes naturelles visées au point i) sont autorisées dans les produits biologiques, ainsi que les préparations aromatisantes, définies comme suit à l'article 1 paragraphe 2 point c) :

> « c) préparation aromatisante : un produit autre que les substances définies au point b) sous i), concentré ou non, ayant des propriétés aromatisantes et obtenu par des procédés physiques appropriés (y compris la distillation et l'extraction au solvant) ou des procédés enzymatiques ou microbiologiques à partir de matières d'origine végétale ou animale, soit en l'état, soit transformées pour la consommation humaine par des procédés traditionnels de préparation de denrées alimentaires (y compris le séchage, la torréfaction et la fermentation). »

Enfin, l'article 9 paragraphe 2 précise l'utilisation de la mention « naturel » :

> « Sans préjudice du paragraphe 1 point d), le terme « naturel », ou toute autre expression ayant une signification sensiblement équivalente, ne peut être utilisé que pour les arômes dont la partie aromatisante contient exclusivement des préparations aromatisantes telles que définies à l'article 1er paragraphe 2 point c).
> Si la dénomination de vente de l'arôme contient une référence à une denrée alimentaire ou à une source d'arômes, le terme « naturel » ou toute autre expression ayant une signification sensiblement équivalente ne peut être utilisé que si la partie aromatisante a été

isolée par des procédés physiques appropriés ou des procédés enzymatiques ou microbiologiques ou des procédés traditionnels de préparations de denrées alimentaires uniquement ou presque uniquement à partir de la denrée alimentaire ou de la source d'arômes concernée. »

(Source : Eur-Lex, serveur juridique Internet de la Commission européenne.)

Il ressort de la lecture de ces textes que seuls les arômes naturels sont autorisés dans les produits biologiques. On peut regretter toutefois que la mention « arôme naturel » sans autre précision ne donne pas l'assurance que l'arôme provienne bien du produit naturel dont on veut donner ou accentuer le goût dans la préparation (par ex., que l'arôme de fraise provienne bien de vraies fraises).

Outre la réglementation européenne, la production biologique est également encadrée par les législations nationales ainsi que par des cahiers des charges associatifs (le plus connu en France étant celui de Nature et Progrès), mais, sur le chapitre des arômes, ceux-ci ne sont pas toujours plus précis que les textes européens.

Dans la pratique, l'emploi des arômes est nettement moins fréquent dans les produits biologiques que dans les produits conventionnels, et ceux qui en contiennent précisent souvent la source de l'arôme. Mais il faut souhaiter une évolution de la réglementation vers une plus grande précision.

INDEX

EXTRAIT DU CATALOGUE DES EDITIONS TERRE VIVANTE

Pour en savoir plus sur les dangers industriels :

Bio, raisonnée, OGM, quelle agriculture dans notre assiette ?
Claude Aubert et Blaise Leclerc, 128 pages.

Présentée par ses promoteurs comme respectueuse de l'environnement, l'agriculture raisonnée arrive dans nos assiettes. Les OGM aussi, depuis la levée du moratoire européen. Quant au bio, il progresse mais reste très minoritaire. Qui gagnera la « guerre » entre ces trois agricultures ? Les voici présentées au lecteur de manière compréhensible, en les comparant sur la base de trois critères : santé, environnement et faim dans le monde.

L'homme en voie de disparition ?
Theo Colborn, Dianne Dumanoski et John Peterson Myers, 320 pages.

Les polluants chimiques vont-ils nous rendre bêtes, méchants et stériles ?
C'est la question que pose très sérieusement ce livre qui révèle les effets à long terme des produits chimiques qui nous entourent : baisse du quotient intellectuel, troubles du comportement, diminution du nombre de spermatozoïdes, etc.

Pesticides, le piège se referme
François Veillerette, 160 pages.

Ils sont maintenant partout : dans les aliments, dans l'eau, dans l'air, dans nos tissus, dans le lait maternel. On commence seulement à entrevoir les inquiétantes conséquences à long terme de cette omniprésence des résidus de pesticides : cancers, perturbations endocriniennes, baisse de la fertilité masculine, diminution des défenses immunitaires, troubles du comportement. Un livre qui montre l'urgence d'une remise en cause radicale de nos techniques agricoles.

Pour se nourrir sainement et sans arômes (et retrouver le goût du goût) :

Ces aliments qui nous protègent, des substances bioactives dans notre assiette
K. Dittich et C. Leitzmann, 128 pages.

De nombreuses substances – dites bioactives – nous protègent contre le cancer, les maladies cardiovasculaires, l'hypertension, etc. Quelles sont-elles, dans quels aliments les trouve-t-on, comment agissent-elles ? Ce livre présentes les connaissances les plus récentes sur ces substances non nutritives et pourtant indispensables à la santé.

La nouvelle assiette, les céréales au menu
Claude Aubert, 224 pages, nombreux conseils et recettes.

La nouvelle assiette réconcilie nos traditions culinaires avec le souci de notre santé et de notre ligne. Avec, comme principale nouveauté, la découverte des vertus insoupçonnées des céréales et de leur extraordinaire richesse culinaire. Richesse illustrée par les 12 céréales présentées dans ce livre, et par une sélection de plus de 120 recettes, venues du monde entier.

Fabuleuses légumineuses, 140 recettes traditionnelles
Claude Aubert, 160 pages, photos en couleurs.

Saviez-vous que le haricot, la lentille, le soja, la fève, le pois chiche et quelques autres précieuses graines sont plus riches en protéines que la viande et le poisson ? Que ce sont les aliments les plus riches en fibres ? Qu'ils ne font pas grossir ?

La cuisine saine des quatre saisons
Les meilleures recettes de 230 jardiniers biologiques
348 pages, dessins.

Les plats proposés sont sains (peu de sucre et de matières grasses), éprouvés, appréciés par des familles entières, faciles à réaliser et à base de produits du jardin.

Le plat unique. Recettes des quatre saisons
272 pages

Convivial, pratique, souvent gastronomique, rarement coûteux, le plat unique revient en force. Les recettes de ce livre consistent à rassembler tous les éléments du menu en un seul plat.

Les légumes passent à table, recettes inattendues
144 pages

Nems aux épinards, velouté de persil aux quenelles de chèvre frais, paupiettes de choux aux pruneaux, escalopes de potiron à l'aigre-doux... Originales, avec ce qu'il faut d'exotisme et de fantaisie, les recettes de ce livre font la part belle aux légumes du jardin sans être nécessairement végétariennes.

Par ici la bonne soupe
Serge de Thaey, 128 pages, 100 recettes

Inspirées de multiples traditions culinaires, les soupes de Serge de Thaey sont tour à tour entrée, plat principal et dessert. Souvent à base de légumes, elles n'ignorent pas les céréales, les légumineuses, le poisson, la viande (plus rarement) et même les fruits.

Les conserves naturelles des quatre saisons
L'expérience de 150 jardiniers biologiques

192 pages, photos en couleurs
Dix méthodes de conservation efficaces, économiques et faciles à mettre en œuvre chez soi : séchage, lactofermentation, conservation dans l'huile, le sel ou dans le vinaigre, etc. 300 recettes.

Vivre l'écologie au quotidien :
Pour vivre plus sainement en respectant l'environnement, Terre Vivante, l'éditeur de l'écologie pratique, publie aussi de nombreux ouvrages sur le jardinage biologique (techniques de culture, protection contre les ravageurs et les maladies, etc.) et la construction écologique (énergie, isolation, matériaux sains, etc.).

Terre Vivante, Domaine de Raud, 38710 Mens
tel. : 04 76 34 89 40
www.terrevivante.org

IMPRESSION : FRANCE QUERCY
DÉPÔT LÉGAL : FÉVRIER 2004. (N° D'IMPRIMEUR : 40205)
IMPRIMÉ EN FRANCE